Die

Heilung des Gesichtsschmerzes

durch Neurotomie

nach

neueren Beobachtungen.

Inaugural-Dissertation

der

medicinischen Facultät zu Giefsen

zur

Erlangung der Doctorwürde

vorgelegt von

Christian Frank

aus Reddighausen.

Präses : Professor Dr. Wernher.

Giefsen, 1858.

Druck von Wilhelm Keller.

Indem ich diese Arbeit der Oeffentlichkeit übergebe, sehe ich mich zu der Bemerkung veranlafst, dafs mir der Stoff dazu gröfstentheils von meinem verehrten Präses, Herrn Prof. Wernher, mitgetheilt wurde. Hierfür, sowie für die freundliche Unterstützung, die er mir während meiner Studienzeit überhaupt reichlich zu Theil werden liefs, sage ich ihm hiermit meinen tiefgefühlten Dank.

Giefsen im Mai 1858.

Christian Frank.

Während meiner Studienzeit hatte ich Gelegenheit, im hiesigen academischen Hospitale vier Fälle von Prosopalgie zu beobachten, welche sämmtlich durch die Neurotomie geheilt wurden. Die meisten dieser Fälle waren ausgezeichnet durch eine bedeutende Heftigkeit und grofse Hartnäckigkeit, mit der sie allen medicinischen Heilmitteln trotzten. Die Fälle boten aufserdem auch in den sie begleitenden Erscheinungen und in ihrem Verlaufe viel Interessantes dar; und es würde schon deshalb gerechtfertigt sein, sie der Oeffentlichkeit zu übergeben. Was mich aber namentlich veranlafste, diesen Gegenstand zum Thema meiner Inauguraldissertation zu wählen, sind die zum Theil überraschend günstigen Operationsresultate. Bis vor Kurzem hielt man fast allgemein die Neurotomie nur dann für erlaubt und angezeigt, wenn man eine peripherische Ursache des Leidens anzunehmen Grund hatte. Bei centraler Ursache aber hielten die Physiologen die Neurotomie deshalb für unerlaubt, weil, so lange die Ursache des Leidens auf das Centralorgan wirke, der Schmerz doch nach dem Gesetze der peripherischen Erscheinung auf die Peripherie des Nerven übertragen werde. Ich glaube aber, durch die vorliegenden Blätter darthun zu können, dafs die Sectio nervorum auch dann erlaubt sei, wenn der Sitz des Leidens ein centraler ist. Bei dem aufserordentlich traurigen Zustand, in dem sich mitunter die Kranken befinden, welche an Tic douloureux leiden, kann es gewifs den ärztlichen Practikern nur erwünscht sein, wenn ihnen so die Möglichkeit gegeben wird, durch eine relativ unbedeutende Operation auch ihren an Neuralgie aus centraler Ursache leidenden Kranken zu helfen. Sodann lassen sich auch an unsere Krankengeschichten manche interessante physiologische Bemerkungen anknüpfen. Die oben aufgestellte Behauptung, dafs es auch bei centralem Sitze der Neuralgie erlaubt sei, die Sectio nervorum vorzunehmen, soll namentlich unterstützt werden durch den von uns zuerst beobachteten Krankheitsfall, bei welchem das Uebel am hartnäckigsten war, und der auch sonst in seinem Verlaufe am meisten Interessantes darbot, namentlich durch das Ueberspringen der Neuralgie auf verschiedene Nervenbahnen. Deshalb und auch schon der chronologischen Ordnung wegen werden wir diesen Fall zuerst betrachten. Es kann hier Niemand, der die Krankengeschichte aufmerksam verfolgt, zweifeln, dafs die Ursache der Neuralgie eine centrale war; und doch wurde in diesem sonst wahrhaft verzweifelten Falle durch wiederholte Excision der Nerven völlige Heilung erzielt.

Ein zweiter Einwand, den man gegen die in Rede stehende Operation gemacht hat, dafs nämlich der Erfolg deshalb nicht dauernd sein könne, weil der durchschnittene Nerv sich regenerire, ist wenig stichhaltig, da man bei vorsichtiger und geschickter Ausführung an den meisten Stellen ein hinreichend grofses Stück excidiren kann. Auch hierauf werden wir später noch zu sprechen kommen.

Den vier von mir selbst verfolgten Krankengeschichten werde ich noch eine fünfte anreihen, die einen von mir nicht beobachteten Fall bei einem jungen Mädchen betrifft. Die Kranke wurde Jahre lang von Herrn Professor Wernher mit pharmaceutischen Mitteln behandelt, bis derselbe endlich, durch die günstigen Resultate bei den früheren Kranken ermuthigt, die Operation vornahm. Die Krankengeschichte verdanke ich seinem Assistenzarzte,

Herrn Dr. Baur. Obgleich in diesem Falle die Operation am wenigsten den erwünschten Erfolg hatte, so glaube ich doch, um nicht einseitig zu sein, auch die minder günstigen Fälle mittheilen zu müssen, von denen mir aber nur dieser eine genauer bekannt geworden ist.

Ich theile zuerst die Krankengeschichten mit.

I. Fall.

Johannes Graulich *aus Oberseibertenrod bei Ulrichstein, 55 Jahre alt*, erschien Anfang November 1856 auf hiesiger Klinik, um sich von einer rechtsseitigen Prosopalgie, an der er schon zehn Jahre lang litt, heilen zu lassen. Die Ursache dieses Leidens war ihm völlig unbekannt. Vorher aber hatte er schon drei Jahre lang an Neuralgien im Nacken, dem Hinterhaupte, der linken Schulter und dem linken Arme gelitten. Der Arm konnte damals nur mit Schwierigkeit gehoben werden; auch soll er etwas magerer gewesen sein, als der gesunde. Diese Affection verging allmählig von selbst, ohne dafs etwas gebraucht wurde. — Anfangs waren die Schmerzen von geringer Heftigkeit, intermittirend, wurden jedoch mit der Dauer des Uebels immer heftiger. Die Anfälle traten nicht mit genauer Regelmäfsigkeit auf, sondern in der Art, dafs bei Tag etwa alle 10 bis 20 Minuten, bei Nacht häufiger, etwa alle 5 bis 10 Minuten, ein solcher eintrat, und die bei Nacht mit gröfserer Heftigkeit, als die bei Tag. Unverkennbar hatten auf den Eintritt sowohl, als die Heftigkeit der Anfälle mancherlei äufsere Veranlassungen von jeher den gröfsten Einflufs, wie Zugluft, Witterungswechsel, feuchte Atmosphäre, leise Berührungen der empfindlichen Hautstellen, Bettwärme, Bewegungen des Gesichts und der Zunge beim Sprechen, Kauen, Schlucken, Niesen, Husten u. s. w. — In Bezug auf das Allgemeinbefinden und den Zusammenhang mit anderen Krankheiten ergab die Anamnese, dafs Patient von Zeit zu Zeit Hämorrhoidalregungen, Hämorrhoidalknoten hatte, ohne dafs es jedoch zu Hämorrhoidalblutungen, mit einer Ausnahme im vergangenen Sommer, gekommen wäre. Die Knoten zeigten sich jährlich ein- bis zweimal und verschwanden wieder leicht, ohne dafs dadurch Leberstockungen, Verdauungsbeschwerden etc. eingetreten wären. — Ueberhaupt war das sonstige Befinden recht gut, nur in Zusammenhang mit den zeitweiligen Mastdarmcongestionen der Stuhl ein wenig hart und angehalten, zuweilen Schmerzen in der Kreuzgegend. Es fehlte ferner jedes sonstige Zeichen eines Leidens des Centralnervensystemes; die Psyche war nicht alienirt, das Sensorium nicht getrübt, sämmtliche Sinnesorgane von regelmäfsiger Function. — Ohne Erfolg liefs sich Patient sämmtliche Zähne beider Kiefer auf der erkrankten (rechten) Seite ausziehen, und eben so erfolglos brauchte er lange Zeit unausgesetzt die verschiedensten pharmaceutischen Mittel, insbesondere Chinin (3—4 Gr. p. die), Arsenik (täglich 10 Tr. Sol.), Sublimat ($^2/_{12}$ Gr.), Opium, örtlich Veratrinsalbe (4 Gr. auf 1 Unc. Fett), Chloroform etc. Ja während des Gebrauchs derselben nahmen sogar die Schmerzanfälle an Häufigkeit und Intensität zu.

Ausbreitung der Schmerzen.

Im August 1856 hatte sich Patient auf die hiesige medicinische Klinik begeben. Damals waren die Schmerzen am heftigsten in der Bahn des dritten Trigeminusastes, insbesondere des N. mentalis, in den Zähnen des Unterkiefers, an der Unterlippe und am Kinn. Unter einem Gefühl von Prickeln unterhalb des rechten Mundwinkels ihr Herannahen anzeigend, traten mit einem Mal die heftigsten Schmerzen in der rechten Hälfte der Unterlippe und des Unterkiefers ein und strahlten von da wie ein Blitz in die Gegend des Unterkieferwinkels, des Jochbogens und der

Schläfe aus, erstreckten sich indessen nicht bis zum Hinterkopfe oder nur hinter oder in das Ohr. Während der heftigsten Anfälle pflegte eine beträchtliche Menge sehr zähen, dicken Speichels über die herabhängende Unterlippe auszufliefsen; die Augen thränten heftig; das Gesicht, besonders die Unterlippe, wurde gleichzeitig durch Krampf ein wenig nach der rechten Seite verzogen. Erleichterung fand der Kranke durch festes Zusammendrücken der Schläfen mit beiden Händen. Nach einer Dauer von etwa ½—1 Minute verlor sich der Schmerz, um sich nach Verlauf von 10—20 Minuten von Neuem einzustellen.

Auch die Zunge schmerzte auf der rechten Seite während der Anfälle und auch zwischen denselben, besonders wenn sie durch eine unvorsichtige Bewegung an den Kiefer angedrückt oder durch Speisen lebhaft gereizt wurde. Auch von ihr aus nahmen die Schmerzen nicht selten auf solche Veranlassungen hin ihren Ausgang.

Am 27. October 1856 stellte sich der Patient, welcher im August die medicinische Klinik ohne Besserung verlassen hatte, wieder auf derselben ein. Da die Hoffnung, durch medicinische Mittel hier Etwas zu erreichen, aufgegeben wurde, so wurde der Kranke alsbald auf die chirurgische Abtheilung verwiesen. Hier fand man am 4. November in dem N. mentalis zwar noch Schmerz vorhanden, aber viel unbedeutender, als im N. infraorbitalis. Dieser Nerv war jetzt der am meisten afficirte, insbesondere seine Rr. labiales superiores; von diesen ausgehend zogen die Schmerzen über den Jochbogen, wo der N. subcutaneus malae gleichfalls afficirt zu sein schien, nach der Schläfe hin, liefsen jedoch immer noch die Ohrgegend und den Hinterkopf frei. Ebenso waren die Rr. palpebrales inferiores und nasales laterales des Infraorbitalis, sowie der innere Augenwinkel und die Nasenwurzel, das Septum narium, der ganze weiche und harte Gaumen, endlich der ganze Augenast des Quintus, insbesondere der N. supraorbitalis und frontalis durchaus nicht afficirt, wohl aber die Nn. dentales superiores ant. und med., deren Affection sich durch Schmerzen in den Schneide- und vorderen Backzähnen auch in der Zeit zwischen den Anfällen zu erkennen gab, wie denn überhaupt die Schmerzen auch *zwischen* den Anfällen nie ganz fehlten. Niemals ging ein Anfall von einer anderen Stelle als der Oberlippe aus, welche sich auch schon bei äufserer Betrachtung durch einen deutlichen Fettglanz als die meist afficirte Stelle verrieth, welcher Glanz übrigens zuweilen verschwand und wiederkehrte. Weniger intensiv waren damals die von der Unterlippe, der Gegend des N. mentalis, ausstrahlenden oben geschilderten Schmerzanfälle, die immer gleichzeitig mit den Schmerzen im N. infraorbitalis auftraten. Die Schmerzen in der Zunge aber waren ganz vorüber.

Der Ernährungszustand im Bereiche des Trigeminus war auch nicht im Geringsten gestört; insbesondere war das Auge nicht geröthet, die Cornea nicht getrübt, wie nach Durchschneidung des N. trigem. aufserhalb des Gangl. Gasseri. Ebenso war die Schleimhaut des Gaumens, der Nase, der Zunge, sowie der Geruch- und Geschmacksinn gesund.

Da der Arzneischatz vergeblich bereits nach allen Seiten hin gegen das Uebel ausgebeutet worden war, so beruhte die einzige Hoffnung auf Heilung auf der Operation, der Durchscheidung der Nerven. Doch berechtigte auch eine solche nicht zu grofsen Hoffnungen, da die Ursache des Leidens gewifs hinter der Stelle zu suchen war, wo man die Durchschneidung vornehmen konnte. Indessen hielt man einerseits bei der bekannten Ungefährlichkeit und leichten Heilbarkeit von Gesichtswunden und dem bedauernswerthen Zustand des Kranken, der um jeden Preis nach Hülfe verlangte, andererseits in Berücksichtigung, dafs in neuester Zeit von Manchen, namentlich von Sedillot, Schuh und Patruban, in ähnlichen

Fällen, nachdem sie nach und nach eine gröfsere Anzahl von Nerven durchschnitten hatten, endlich doch Heilung erreicht wurde, den Versuch einer operativen Hülfe für gerechtfertigt.

Es wurde daher am 8. November die Durchschneidung des N. infraorbitalis als des meist afficirten und am leichtesten zugänglichen vorgenommen mit dem Vorbehalt, wenn die Operation erfolglos bleiben sollte, nach und nach auch die anderen kranken Nervenäste zu durchschneiden. Die Operation wurde gemacht durch einen Tschnitt unterhalb des Auges, dessen einer Balken längs des Infraorbitalrandes und der andere von da senkrecht herunter verlief. Hierauf wurde der Nerv aufgesucht und dicht am For. infraorbitale und dann weiter unten durchschnitten, so dafs ein gut 1 Cm. grofses Stück herausgezogen werden konnte. Die Blutung war gering; es brauchte nur ein kleines Gefäfs unterbunden zu werden. Der Kranke war chloroformirt; Nachblutung trat nicht ein. Verband einfach. Die Wunde wurde durch Eiterung geheilt. — Nach der Operation hörte sogleich der Schmerz ganz auf; die von dem secirten Nerven versorgten Stellen wurden sofort gegen Berührung taub.

Am *9. Nov.* aber war der Schmerz im Verlaufe des N. infraorbitalis wieder vorhanden, wenn auch geringer. Die Anfälle entstehen nicht mehr so leicht auf Berührungen. Die ganze Gegend der Ausbreitung des Infraorbitalis ist taub. Der Schmerz im N. alveolaris inf. ist unverändert. Der Schmerz breitet sich nicht mehr über die Jochgegend und Schläfe aus. — Die Reaction auf die Operation ist sehr gering.

10. Nov. Der Schmerz ist wieder heftiger; er entsteht nicht bei Berührungen etc. der Oberlippe, sondern von selbst und fehlt in der Joch- und Schläfengegend ganz. — Das Allgemeinbefinden des Kranken ist ganz gut.

11. Nov. Status idem. Der Tastsinn hat sich an der betreffenden Stelle wieder eingestellt.

12. Nov. Der Schmerz ist bedeutend geringer geworden. Im Verlaufe des N. infraorbitalis fehlt er (fast) ganz. Die Taubheit dieser Gegend besteht fort. Die (seltenen) Anfälle bestehen mehr in einem leichten Kitzeln und Prickeln. Merkwürdiger Weise ist auch im Bezirke des N. alveol. inf. eine bedeutende Erleichterung eingetreten.

13. Nov. Genau wie gestern.

14. Nov. Der Schmerz im N. infraorbitalis ist ganz vorüber. In dem N. maxillaris inf. besteht er nur noch in sehr geringem Grade.

15. u. 16. Nov. Die Besserung macht beständig Fortschritte.

17. Nov. Um die Wiederverwachsung der Nervenenden zu verhüten, Cauterisation der Wunde durch Ferr. candens.

18. u. 19. Nov. Wohlbefinden.

20. Nov. Der Schmerz in der Bahn des N. ment. hat sich heute wieder in der früheren Weise eingestellt. Im N. infraorbitalis dagegen fehlt derselbe fortwährend ganz.

21. Nov. Fieberfrost, belegte Zunge, trockene Haut. Um die Wunde leichte Röthung und Geschwulst. Brechmittel (aus Ipecac. Dr. 2 und Tart. emet. Gr. 6). Ungeachtet wiederholten und heftigen Erbrechens stellte sich eine sehr heftige Gesichtsrose ein, welche erst vom 29. an sich besserte. Am 6. December konnte der Kranke geheilt entlassen werden. — Während der Dauer der Rose konnte der Patient über den Zustand seiner Neuralgie keine Auskunft geben. Nach Ablauf derselben war die *Neuralgie vollkommen beseitigt.* Nur von Zeit zu Zeit zeigten sich noch schwache Spuren im N. mentalis, jedoch von so geringer Insensität, dafs sie der Patient „gar nicht ästimirte."

Am 30. April 1857 erschien der Kranke wieder in der chirurgischen Klinik und erzählte, dafs wenige Tage nach seiner Entlassung in der rechten Hälfte der Unterlippe ihn von Zeit zu Zeit ein Gefühl von Prickeln, Jucken und Ameisenkriechen belästigt habe. Dieses lästige Gefühl war Anfangs genau auf die Austrittsstelle des Nerven aus dem For. mentale beschränkt, strahlte nicht nach rückwärts nach der Wange, dem Jochbogen oder der Schläfe aus und verwandelte sich erst allmählig mehr und mehr in ein Gefühl von wirklichem Schmerz. Die Anfälle traten jetzt nicht auf Berührung der Lippe oder auf Bewegungen der Zunge beim Kauen, Sprechen, Lachen u. s. w. ein, sondern ganz spontan, ohne solche äufsere Reizungen. Das Gefühl von Prickeln und Ameisenkriechen bestand auch zuweilen zwischen den Anfällen fort. Letztere wurden in der Bettwärme gesteigert. Doch waren sie Anfangs nicht schlafraubend; die Secretion des Speichels war nicht (wie früher) auffallend gesteigert; das rechte Auge jedoch thränte heftiger als früher. Zunge, Zähne, Gaumen, Nase, Oberlippe, Augenlider und Stirn waren völlig schmerzfrei. Der Schmerz im N. alveol. inf. nahm nun mit der Zeit so gleichmäfsig bis zur jetzigen Heftigtigkeit zu, dafs der Kranke die Zeit nicht angeben konnte, wo derselbe eigentlich die gegenwärtige furchtbare Intensität erlangte.

Als der Kranke am genannten Tage wieder in der Klinik erschien, war in der Bahn des N. infraorbitalis der Schmerz völlig beseitigt geblieben. Auch hatte sich in diesem Nervenbezirk das Allgemeingefühl so ziemlich wieder eingestellt. — Das Allgemeinbefinden des Kranken war dabei, wie früher, ganz gut. Der Schmerz begann jedesmal ganz genau an der Austrittsstelle des Nerven aus dem For. mentale., blieb zuweilen auf eine fingerbreite Stelle beschränkt, schofs aber ein andermal mit grofser Schnelligkeit und unter dem quälendsten Gefühl von

Bohren und Reifsen nach dem Aste des Unterkiefers und der Schläfe, ohne jedoch bis auf die Mitte des Schädels oder hinter das Ohr zu gelangen. Bei den heftigsten Anfällen flofs dem Kranken der Speichel rasch in dem Munde zusammen. Das rechte Auge thränte stärker als früher. Zugleich traten Krämpfe in verschiedenen Muskelgruppen ein, die Hände zitterten, die Schultern wurden empor-, zuweilen auch im Gegentheil der Kopf nach der Schulter hingezogen durch Krampf im Bezirke des N. accessorius. Schmerz hatte aber der Kranke in diesen Partieen nicht. Lippen und Wangen wurden nach der Seite gezogen.

Die Anzahl der täglichen Anfälle war äufserst verschieden. Bald währte die freie Zeit nur $^1/_4$ oder $^1/_2$ Stunde, bald auch 2—3 Stunden. Bei Nacht waren die Anfälle häufiger und so heftig, dafs der Kranke schon 14 Tage beinahe ganz schlaflos war, oder er wurde wenigstens jeden Augenblick wieder aufgeweckt. Die Gelegenheitsursachen der Anfälle waren dieselben, wie sie in der vorigen Krankengeschichte geschildert wurden. Immer bestand auch zwischen den Anfällen ein wenig Schmerz fort.

Prognose und Therapie.

Da die Durchschneidung des Infraorbitalnerven von dauernd günstigem Erfolge für die Schmerzen in diesem Nerven gewesen war, so durfte man mit Grund ein gleiches Resultat von der Section des N. maxillaris inf. für dessen Bahn hoffen. Doch bietet das Aufsuchen des Nerven an dieser Stelle weit gröfsere Schwierigkeiten dar. Ueber die Wahl der Operationsmethode war man Anfangs schwankend. Die einfache Durchschneidung des Nerven an der Stelle, wo er am Aste der Unterkiefers herunterläuft, liefs (wegen Regeneration) nur vorübergehenden Erfolg erwarten. Versuche an der Leiche lehrten, wie verletzend die Operation sein würde, wenn man aus dem Nerven an der Stelle, wo er zwischen den beiden Musculi pterygoidei verläuft, ein Stück ausschnitte. Hierbei müfste der N. facialis, die Parotis, der Duct. Stenonianus und mehrere starke Gefäfse durchschnitten werden. Es wurde daher folgende Methode vorgezogen und am 12. Mai ausgeführt. Nachdem der Kranke durch Chloroform völlig anästhesirt war, wurde ein Schnitt auf dem schmalen unteren Rande des Unterkiefers, von dem unteren Drittel seines Astes an, dicht auf dem Knochen herunter und an dem Körper des Unterkiefers bis an die Stelle nach vorn geführt, wo man die A. maxillaris ext. sich um den Knochen herumwinden fühlt. Oben begann der Schnitt dicht unter dem Stamme des Facialnerven und wurde gleich von Anfang an bis unmittelbar auf den Knochen geführt. Hierauf wurde der so umschriebene stumpfwinklige Lappen sammt dem in ihm enthaltenen M. masseter dicht an dem Knochen lospräparirt und emporgeschlagen. Die Gl. parotis mit ihrem Ausführungsgange wird bei diesem Verfahren, ebenso wie der Stamm des Facialnerven, am sichersten geschont. Fängt man den Schnitt an der bezeichneten Stelle an, so kommen der D. Stenonianus und der N. facialis gar nicht in Gefahr, verletzt zu werden, da der Schnitt tiefer beginnt. Etwas mehr Aufmerksamkeit erfordert es, das Gewebe der Parotis selber zu schonen. Dieses Gebilde ist aber glücklicher Weise von dem Masseter durch eine von Zellgewebe ausgefüllte Lücke getrennt, welche von dem Operateur bei einiger Geschicklichkeit bald aufgefunden und von ihm als Richtschnur bei der weiteren Führung des Schnittes benutzt werden kann. — Die A. maxillaris kommt nicht in Gefahr, wenn man sie mit einem Finger markirt und den Schnitt frühzeitig genug endigt. Von dem N. facialis werden nur einige Zweige durchschnitten.

Hat man den Lappen emporpräparirt, so ist man an dem letzten und schwierigsten Theile der Operation angelangt. Wenn die Operation geschickt ausgeführt und die Mundschleimhaut nicht verletzt wird, das Blut also dem Kranken nicht in den Mund fliefsen kann, so darf derselbe auch bei diesem Acte noch chloroformirt werden. Dieser Act besteht in der Trepanation des Unterkiefers. Letztere wird am besten an der Stelle ausgeführt, wo der Mandibularnerv in den Knochenkanal eintritt. Auch an der äufseren Fläche des Knochens ist diese Stelle gewöhnlich leicht zu erkennen. Hat man nämlich den M. masseter etc. emporpräparirt, so bemerkt man an dem Knochen eine rauhe Stelle, welche dem Eingange in den Unterkieferkanal entspricht, und auf die man die Trepankrone aufzusetzen hat. Eine Trepankrone von $1\frac{1}{2}$ bis 2 Cm. Durchmesser reicht aus. Ein eben so grofses Stück kann nach der Trepanation aus dem Nerven herausgeschnitten werden; und wenn man die Knochenlücke nachträglich mit der Knochenzange nach oben und unten vergröfsert, ein noch gröfseres. Bei vorsichtiger Ausführung bleibt die Mundschleimhaut unverletzt. A. und V. alveolaris inf. hingegen werden leicht durchgeschnitten. Doch kann diese Blutung unschwer durch Tamponade gestillt werden, namentlich wenn die Mundschleimhaut geschont wurde.

So wurde denn auch in unserem Falle die Operation ausgeführt. Sogleich nach Durchschneidung des Nerven verlor der Kranke sowohl den Schmerz als auch das Allgemeingefühl an der entsprechenden Hälfte der Unterlippe. Ein ihm zum Trinken hingereichtes Glas schien ihm eine Lücke zu haben. Berührung der Lippe machte keinen Schmerzanfall mehr. — Nach der Operation wurde in die Wunde ein Stück Charpie gesteckt. Die obere Hälfte des Wundlappens wurde hierüber einfach geheftet; die untere zum Abflusse der Wundsecrete offen gehalten, und über das Ganze ein Halfter gelegt. — Obgleich die durchschnittene Alveolararterie nur tamponirt wurde, so trat doch keine Nachblutung ein. Die Reaction auf die Operation blieb am ersten und zweiten Tage sehr unbedeutend; es wurden nur leichte Fieberregungen beobachtet.

Dieses Mal war zwar schon am ersten Tage nach der Operation der alte Schmerz wieder vorhanden, aber mäſsig. Am dritten und vierten Tage war er so heftig wie nur je, so daſs der Kranke schon völlig am Erfolg verzweifelte. Dabei dauerte auch der Wundschmerz fort. Ruhe und Schlaf fehlten gänzlich. Zuweilen steigerte sich die Aufregung zu wirklichen Delirien. Am fünften Tage gesellten sich heftiger Schwindel, Ohrensausen und Erbrechen hinzu. Am 6. und 7. Tage aber verschwand der Wundschmerz und ebenso diese Symptome des Gehirnreizes.

Unterdessen dauerten die Schmerzen in der Lippe bis zum neunten Tage nach der Operation mit gleicher Heftigkeit fort. Sie erschienen zwar noch immer in Paroxysmen, wurden aber nicht mehr, wie früher, durch Berührung oder Bewegung der Lippe, wie beim Sprechen und Kauen, hervorgerufen. Es hat indessen diese Erscheinung durchaus nichts Auffallendes, wenn man nur bedenkt, daſs ja die Leitung von der Peripherie zum Centralorgan unterbrochen war, während der eigenthümliche Reiz im Gehirn, (dessen Wesen uns in diesem Falle freilich unbekannt war, den wir aber als Ursache des ganzen Leidens annehmen müssen), nach dem Gesetze der peripherischen Erscheinungen noch auf die Peripherie des Nerven übertragen wurde.

Erst am zehnten Tage nach der Operation wurde ein deutlicher Nachlaſs der Schmerzen in der Lippe bemerkt. Die folgenden Nächte konnte der Kranke schon schlafen, ohne durch den Schmerz nur einmal gestört zu werden.

Am 11. und 12. Tage nur noch kaum merklicher Schmerz, der aber nicht mehr anfallsweise auftrat. Bald war der Kranke so weit hergestellt, dafs er, *von seiner Neuralgie vollständig geheilt*, am 25. Mai entlassen werden konnte.

Die Operationswunde, die unterdefs stets nur einfach verbunden worden war, war bei der Entlassung des Kranken ebenfalls vollständig geheilt (durch Eiterung), und zwar ohne Hinterlassung einer Speichelfistel. Nur konnte der Patient wegen der durch die Vernarbung bedingten Verkürzung des Masseter den Mund nicht so weit öffnen, wie früher.

Vor Kurzem erfuhr ich, dafs die Heilung unseres Patienten von seinem fürchterlichen Leiden dauernd gewesen sei. Auch habe sich die Verkürzung des Masseter wieder verloren, wie sich dieses ja auch nicht anders erwarten liefs. Die Heilung hat also nunmehr Jahre lang Stand gehalten.

II. Fall.

Georg Wilhelm Möglich, *Schultheifs aus Weidenhausen bei Wetzlar, ebenfalls 55 J. alt,* trat am 2. März 1857 in das academische Hospital ein. Er litt ebenfalls seit 10 Jahren an rechtsseitiger Prosopalgie.

Bezüglich der Entstehung dieses Leidens ergab die Anamnese keine bestimmten Anhaltspunkte. Hereditäre Anlage liefs sich nicht nachweisen. — In seinem 20 J. machte der Kranke eine leichte fieberhafte Krankheit durch und war seitdem bis vor circa 11 J., wo er an einer schweren Krankheit (wie es scheint einem Typhus) darniederlag, gesund. Ein Jahr nach seiner vollkommenen Genesung erschienen seine Gesichtsschmerzen zum erstenmal und zwar ohne bekannte Ursache. Der Schmerz war auch hier Anfangs unbedeutend und erschien nur auf Berührungen der Verbreitungsbezirke des N. infraorbitalis, insbesondere beim Rasiren und Waschen. Anfangs betraf der Schmerz die Rr. nasales laterales und palpebrales inf. der rechten Seite. Am heftigsten waren die Schmerzen an der Nasenspitze und dem Nasenflügel, von wo sie sich nach dem unteren Augenlide hinzuziehen pflegten. Der Schmerz machte zwar hie und da Exacerbationen, blieb sich aber im Allgemeinen ungefähr ½ J. lang gleich. Alsdann wurde er aber heftiger und strahlte zuweilen, namentlich beim Sprechen, Niefsen, Schneuzen, wie ein Blitz nach der Jochgegend und dem Nasenwinkel hin aus. Die Anfälle dauerten damals meist nur ½—1 Min. und kehrten *nur* auf die genannten Veranlassungen, wie Bewegung oder Berührung der Lippe, wieder, während in der Zeit *zwischen* den Anfällen der Schmerz noch ganz fehlte. Ein Jahr später wurden aber die Anfälle schon heftiger, dauerten länger und stellten sich auch zuweilen spontan, ohne äufsere Veranlassung ein. Jetzt machte auch der Schmerz keine vollständigen Intermissionen mehr, sondern dauerte auch zwischen den Anfällen in mäfsigem Grade fort. Die Anfälle hatten indessen nicht die grofse Heftigkeit, wie in Fall I. Das Uebel nahm abwechselnd bald an Heftigkeit zu, bald wieder ab. Den Anfällen pflegten nicht, wie bei dem vorigen Kranken, Vorboten vorauszugehen. Vergebens brauchte der Kranke die verschiedensten Einreibungen; eben so vergebens liefs er sich den kranken Eckzahn ausziehen, wiederholt Blutegel ansetzen u. s. w. — Auch gebrauchte er umsonst manche innere Arzneimittel. — Der Kranke, ein Mann von kräftigem Bau, gutem Aussehen und völlig ungestörtem Allgemeinbefinden, litt bei seinem Eintritte in das Hospital nur an Neuralgieen der Nn. dentales superiores ant. und med. und der Nn. labiales sup. Der Schmerz war nunmehr auf die rechte Hälfte der Oberlippe, die vorderen oberen Back- und die Schneidezähne der rechten Seite nebst ihrem Zahnfleische beschränkt. Die früher afficirten Rr. nasales laterales und palpebrales inf. waren vollkommen frei und schmerzlos; ebenso waren keine Zweige vom ersten oder dritten Aste des Trigeminus in Mitleidenschaft gezogen.

Die Schmerzen, die für gewöhnlich so unbedeutend waren, dafs sie von dem Patienten kaum bemerkt wurden, steigerten sich in Exacerbationen und schossen dann in ganz kurzen, stechenden, blitzähnlichen Anfällen durch die Wange hindurch. Auch zur Zeit der Remissionen war der Kranke gequält, nämlich von der Furcht vor dem Eintritte eines neuen Anfalles. Meist dauerte es jedoch, wenn nicht Bewegungen gemacht wurden, geraumere Zeit, bis wieder ein solcher Stofs erschien. (Um die Anfälle zu vermeiden, ist solchen Kranken das Reden so z. s. verboten, das Essen ist ihnen zur gröfsten Pein geworden. Niefsen und Husten werden von ihnen mit der gröfsten Angst unterdrückt.) Da die Anfälle bei diesem Kranken fast nur auf Bewegungen und Berührungen erfolgten, so waren denn auch die Nächte (umgekehrt wie bei Fall I) meistens von Anfällen völlig frei. Eine Periodicität im Erscheinen der Anfälle war durchaus nicht vorhanden. An manchen Tagen erfolgten 15, an anderen gar kein Anfall. Ebenso war die Tageszeit ohne Einflufs. Aufser Berührungen und Bewegungen der Lippe waren auch Luftzüge und Witterungswechsel von dem entschiedensten Einflufs auf das Hervorrufen von Anfällen. Im Allgemeinen war jedoch dieser Kranke viel weniger gequält, als der unter I. Die Anfälle waren seltener, gelinder und kürzer. Auch war der Schlaf ungestört.

Vorboten, die nach manchen Autoren in einer gewissen Aura bestehen sollen, wie Empfindlichkeit der Herzgrube, Kriebeln im Gesichte etc., waren in diesem Falle nicht vorhanden. Sämmtliche Sinnesorgane waren von normaler Function. Während der Anfälle röthete sich die Bindehaut des Auges sowie die ganze Wange der leidenden Gesichtshälfte; die Augen thränten. — Druck auf die Gegend, in der sich der N. temporalis ausbreitet, sollte die Schmerzen vermehren (?). Die im ersten Falle während der Anfälle bestandenen Zuckungen der Gesichtsmuskeln fehlten hier. Die Barthaare sollen auf der kranken Seite spröder gewesen sein als auf der gesunden und leicht spaltbar, theilweise von selbst gespalten (?). Fettglanz war dagegen an der meist afficirten Stelle nicht zu sehen.

Diagnose.

Bei dem Mangel aller Allgemeinstörungen, aller Zeichen einer Gehirnaffection, aller Veränderungen in der Bahn der übrigen Gehirnnerven, und namentlich bei dem Mangel einer Neuralgie in anderen Aesten des Trigeminus, als im Infraorbitalnerven, wurde wohl mit Recht angenommen, dafs die Ursache diesem Nerven allein angehöre. Die Diagnose wurde daher auf eine Neuralgia infraorbitalis aus peripherischer Ursache gestellt.

Die *Prognose* konnte somit auch gleich von vorn herein viel günstiger gestellt werden, als in Fall I. Die Hoffnung, durch die Section des ergriffenen Nerven hier dauernden Erfolg zu erreichen, war gewifs gegründet. Auch stellte die Operation selbst wenig Schwierigkeiten in Aussicht.

Therapie.

Die günstigen Resultate von der Sectio nervorum bei Fall I und die besondere Leichtigkeit und Ungefährlichkeit der Operation in unserem Falle forderten sofort zu derselben auf. Die Operation wurde am 7. März ausgeführt, ähnlich wie die erste Operation bei Fall I. Es wurde aber hier ein gröfseres Stück aus dem Nerven geschnitten, als dort, indem der Nerv zuerst nach dem Austritte aus seinem Kanale und dann durch die dünne Knochenlamelle hindurch, welche den Nerven während seines Verlaufes in der Augenhöhle überdeckt, durchschnitten und dann das so getrennte Stück herausgezogen wurde (Methode von Malgaigne). Die Wunde wurde theilweise durch die Naht vereinigt, in der Mitte aber offen gehalten und hier ein Leinwandläppchen eingeführt.

Verlauf der Krankheit nach der Operation.

Auch hier verschwand gleich nach der Operation sowohl die Neuralgie als auch der Tastsinn. Am 2. Tage fühlte sich der Operirte ganz wohl. Schmerzen waren nicht mehr vorhanden. Nur beim Andrücken der Zunge an den Gaumen bestand noch ein eigenthümliches, kaum Schmerz zu nennendes Gefühl.

Am 3. Tage Status idem. Das untere Augenlid etwas ödematös infiltrirt.

Am 4. Tage fing dieses Oedem schon an sich wieder zu verlieren. Die Nadeln wurden weggenommen. Die Wunde eiterte. Der Patient vollkommen wohl. Von den früheren Schmerzen nichts vorhanden.

Am 5. Tage Befinden gut. Der Patient gab an, besser zu sehen als früher (?). Das Thränen der Augen hatte aufgehört. Er konnte eine feinere Schrift lesen als früher (?). Der neuralgische Schmerz, der bis jetzt sich ganz verloren hatte, war in mäfsigem Grade wiedergekehrt und hatte am 6. Tage schon die frühere Heftigkeit. Vom 7. Tage bis zum 9. verlor er sich aber wieder, um nie wiederzukehren. Das oben erwähnte eigenthümliche Gefühl beim Druck der Zunge an den Gaumen verschwand jedoch erst später, um den 12. Tag. Das Gemeingefühl an der Oberlippe etc. begann sich wieder einzustellen. Das Allgemeinbefinden des Kranken blieb dabei beständig gut. Die Wunde war am 23. März durch Eiterung völlig geheilt und der Kranke wurde an diesem Tage, *ohne noch eine Spur von der früheren Krankheit zu haben*, entlassen. Auch das Allgemeingefühl war in dem betreffenden Nervenbezirk wieder vorhanden, jedoch noch schwächer als auf der gesunden Seite. Doch bestand bei dem Patienten *auf der ehemals kranken Seite ein Gefühl von Kälte.*

III. Fall.

Werner Steuernagel *aus Windhausen, 68 J. alt,* wurde am 20. Sept. 1857 in das academische Hospital aufgenommen, um von einem Gesichtsschmerze geheilt zu werden.

Die Anamnese ergab, dafs der Kranke in seiner Jugend an häufigem Nasenbluten litt, welches sich vor einigen Jahren sehr oft wiederholte. Aufserdem wollte er stets gesund gewesen sein. Vor 2 Jahren war er zum erstenmale von einem neuralgischen Paroxysmus auf der linken Gesichtshälfte heimgesucht worden. Der Schmerz hatte damals eine andere Bahn, als zur Zeit, wo der Kranke sich uns zum erstenmale zeigte. Er begann vor dem Ohre, lief quer herüber zum oberen Augenlide, und erreichte in diesem seine gröfste Intensität. Der Anfall wiederholte sich sobald nicht wieder, und der Kranke achtete nicht weiter darauf. Er kehrte aber in grofsen Intervallen wieder und zwar Anfangs alle 4, 6, 8 bis 12 Wochen. Im Winter $18^{56}/_{57}$ war der Patient ganz verschont.

Ungefähr vor einem Jahre verliefs der Schmerz die bezeichnete Bahn. Er begann zwar noch an dem Ohre, lief aber in einem Halbkreise nach oben zum Tuber frontale und von da zum inneren Augenwinkel. Seit Juni 1857 war die Bahn in so fern grändert, als der Schmerz nicht mehr vor dem Ohre seinen Anfang nahm, sondern 2 Zoll über dem äufseren Augenwinkel, und von da nach der Nasenwurzel und dem inneren Augenwinkel und bei heftigen Anfällen auch nach hinten bis in die vordere Schläfengegend und die Nähe des Tuber parietale ausstrahlte. Seit dieser Zeit nahmen die Anfälle stets an

Häufigkeit zu. Bei dem Eintritte des Kranken in das Hospital pflegte der Schmerz, wie dies auch früher stets der Fall war, ganz plötzlich, ohne Prodromalerscheinungen, aufzutreten. Er war brennend, nahm seinen Anfang 2 Zoll vertical über dem äufseren Augenwinkel aufsen vom Tuber frontale und verbreitete sich von da nach innen und unten zu dem unteren Ende der Glabella, der Nasenwurzel und dem inneren Augenwinkel. Erreichte ein Paroxysmus seinen höchsten Grad, so strahlte der Schmerz auch nach oben und hinten in die vordere Schläfengegend und bis in die Nähe des Tuber parietale aus. Während der Anfälle pflegte der Kranke den M. orbicularis palpebr. und die benachbarten Muskeln heftig zusammenzuziehen, die Haut röthete sich etwas, und das Auge wässerte in verschieden starkem Grade. Sonstige Veränderungen bot dasselbe nicht dar. Die Pupille hatte gleiche Weite mit der der gesunden Seite und reagirte deutlich. Die Anfälle dauerten $^1/_2$, 1, selbst 2 Min. Während der Schmerz ganz plötzlich und mit seiner ganzen Heftigkeit begann, trat der Nachlafs mehr allmälig ein, und der Patient konnte den Eintritt des Nachlasses vorher genau angeben. Die Intervalle waren völlig frei und von verschieden langer Dauer. Die Anfälle wiederholten sich sehr häufig (in einer halben Stunde oft sechs), dauerten in der Nacht fort und raubten dem Kranken den Schlaf. Temperatur, Tageszeit, Wetter hatten keinen Einflufs auf die Häufigkeit und Intensität derselben. Berührung der betreffenden Region oder ein auf dieselbe ausgeübter Druck riefen keinen Anfall hervor.

Das Allgemeinbefinden des Kranken war auch hier gut. Doch wollte der Kranke seit einem Vierteljahre bedeutend abgemagert sein. Erscheinungen von Seiten des Gehirns sowie Kopfcongestionen fehlten. — Das Sehvermögen war gut, das Auge fernsichtig, zeigte wenig die Altersträbung der Linse. Seit Sommer desselben

Jahres waren jedoch beide Augen katarrhalisch entzündet. Das Gehör war nicht gestört, Geruch- und Geschmacksinn normal. Der N. facialis war weder im Zustande des Krampfes, noch dem der Lähmung; überhaupt waren alle übrigen Nerven in ihren Functionen nicht gestört.

Diagnose.

Dafs hier eine Neuralgia trigemini bestand, bedurfte keines Beweises. Es handelte sich nur um die Feststellung des erkrankten Nervenzweiges. Es kamen 2 Nerven in Betracht, nämlich der N. supraorbitalis (vom ersten) und der N. temporalis (vom dritten Aste des Trigeminus). Die Umstände sprachen jedoch zu Gunsten des ersteren. Derselbe theilt sich nämlich an seinem Austritte aus der Augenhöhle in zwei Zweige, von denen der eine das obere Augenlid versorgt, der andere sich auf die Stirn nach aufsen und oben wendet und bis zur Lambdanaht verfolgt werden kann. Erstgenannter Zweig anastomosirt an dem oberen Augenlid mit dem N. lacrimalis. Letzterer wendet sich mit einem äufseren Aste in die vordere Schläfengegend und steht hierselbst mit dem Temporalis superf. in Verbindung. Der zweite, nach oben verlaufende Ast anastomosirt ebenfalls mit dem Temp. superf.

Durch diese Verzweigungen und Anastomosen waren wohl die verschiedenen Bahnen des Schmerzes zu erklären. Die erste Bahn war die vom Ohre quer zum oberen Augenlide. Es war hier der Palpebralast des N. supraorbitalis afficirt, daher der Brennpunkt des Schmerzes im oberen Augenlide, und sein Anfang durch die Anastomosen mit dem Temporalis vor dem Ohre zu erklären.

Die zweite Bahn ging vom Ohr an in einem Halbkreise zum inneren Augenwinkel. Afficirt war der Frontalast des Supraorbitalis, der mit den Temporalis superf. anastomosirt. Später wurde in den weniger heftigen Anfällen die Anastomose mit dem Temporalis verlassen. Der

Schmerz begann nämlich nicht mehr vor dem Ohre, sondern nach aufsen vom Tuber frontale, von wo er zeitweise die weiteren Endverzweigungen bis zum Tuber parietale heimsuchte.

Man könnte aber auch annehmen, dafs der N. temporalis der afficirte Nerv gewesen, und dafs von diesem aus der Schmerz durch Anastomosen nach den genannten Stellen ausgestrahlt sei. Dafür spräche noch der Umstand, dafs der Kranke vor dem Ohre ein Plätzchen kannte, wo ein darauf ausgeübter starker Druck ihm manchmal Erleichterung oder Abkürzung der Paroxysmen verschafft haben sollte. Auch schienen die früheren Aerzte den Temporalis als den primär leidenden Nerven angenommen zu haben, da sie vor und dicht hinter dem Ohre ihre Mittel angewendet hatten. Verschiedene Umstände hingegen sprachen gegen diese Annahme :

1) Alle anderen Aeste des Temporalis waren frei; der intensivste Schmerz brannte immer in der Bahn des Supraorbitalis.

2) Zwei verschiedene, gerade dem letzteren Nerven anheimfallende Districte wurden nach einander befallen.

3) Der N. temporalis war von dem Schmerze bald verlassen worden, während ein Ast des Supraorbitalis der N. frontalis zur Zeit, als der Kranke in die Klinik eintrat, noch mit afficirt war.

Die *Prognose* stellte sich in Rücksicht auf die Resultate bei den vorbeschriebenen Fällen günstig. Da ferner der Schmerz seinen Sitz an einer sehr genau umschriebenen und beschränkten Stelle hatte, und da andere Aeste des R. ophthalmicus n. trigem., namentlich der Nasociliaris, nicht mit afficirt waren, so durfte man annehmen, dafs die Ursache nur auf einen Ast des R. ophthalmicus (den N. supraorbitalis) wirke, und es liefs sich somit von der Section dieses Nerven Heilung erwarten. Auch konnte die

Operation selbst an dieser Stelle wenig Schwierigkeiten darbieten.

Therapie.

Acht Tage lang wurden vergebens Einreibungen von Chloroformsalbe gemacht und innerlich Chinin versucht. — Am 28. Sept. wurde sodann die Excision des Nerven vorgenommen. Die Operation ging sehr leicht und gut von Statten und wurde in folgender Weise ausgeführt.

Es wurde parallel mit dem Arcus supraorbitalis, nachdem die Augenbraune abrasirt war, ein Schnitt geführt, und darauf ein zweiter Schnitt auf dem ersten senkrecht stehend in Form eines umgekehrten T ausgeführt. Der M. orbicularis palpebrarum blutete wenig; es spritzte nur eine kleine Arterie, deren Blutung bald gestillt wurde. Einige Muskelfasern und eine unter dem Muskel liegende dünne Fascie wurden durchschnitten, und nun lag zuerst die Art. supraorbitalis frei zu Tage; doch blieb sie verschont. Bei weiterer Präparation erschien auch der N. supraorbitalis nach aufsen von der gleichnamigen Arterie und etwas auf dieser liegend. Der Nerv wurde nach der Incisura supraorbitalis hin weiter verfolgt. Man sah den N. frontalis von ihm abgehen und sich über die Arterie nach innen und oben wenden. Nachdem beide Nerven in der Länge von einem Zolle frei dargelegt worden waren, wurden sie zuerst am Centralende, dann am peripherischen Ende durchschnitten und endlich Stücke von je einem halben Zoll Länge excidirt.

Der Kranke, der nicht anästhesirt war, hielt sich während der Operation sehr ruhig und äufserte nicht einmal beim Durchschneiden der Nerven Schmerz. Auffallend war, dafs die von den betreffenden Nerven versorgten Regionen dem Kranken nach der Operation *nicht* taub erschienen. Die Wunde wurde mit einigen Heften und Pflasterstreifen geschlossen.

Eine halbe bis eine Stunde nach der Operation verspürte der Patient den ersten Nachlafs der Anfälle. Unmittelbar nach der Operation wollte er gar keinen Erfolg verspürt haben, und er sprach schon die Befürchtung aus, es möge der unrichtige Nerv durchschnitten sein.

Verlauf der Krankheit nach der Operation.

Am *29. Sept.* spürte der Kranke bedeutende Besserung. Die Anfälle waren weniger häufig, minder intensiv und dauerten nicht so lange an; namentlich waren sie während der Nacht sehr selten. Der Kranke würde gut geruht haben, wenn ihn nicht bedeutender Frost gestört hätte. — Die Wundränder lagen aneinander. — Das obere Augenlid war blutig infiltrirt, weil durch ein Versehen der Verband nicht gehörig angelegt worden war.

30. Sept. Während am vergangenen Tage der Patient mit dem Erfolge der Operation sehr zufrieden gewesen war, war er jetzt wieder mehr besorgt, den erwünschten Erfolg nicht zu haben. Nachts um 11 Uhr hatten die Anfälle wieder angefangen, häufiger und stärker zu werden. Der Schmerz brannte wieder mit der früheren Heftigkeit, jedoch dauerten die Anfälle nicht so lange, und die Intervalle waren gröfser, als früher. — Die Wunde eiterte, die Fäden wurden ausgezogen, und ein leichter Verband wurde angelegt.

1. Oct. Seit gestern Abend waren die Anfälle weniger heftig. Ihre Zahl war dagegen gröfser, als am vorausgegangenen Tage. Nur selten traten einzelne Paroxysmen mit derselben Heftigkeit wieder auf. Der Kranke hatte nicht viel geschlafen, weil die Wunde schmerzte. Dieselbe eiterte noch. — Die kranke Gesichtshälfte war etwas geschwollen. — Verordnet wurden Aufschläge von Species resolventes.

2. Oct. Die Anfälle waren in der vorigen Nacht wieder viel schwächer und weniger zahlreich gewesen. Der

Kranke hatte zum ersten Male ziemlich gut geschlafen; doch waren die Paroxysmen seit 5 Uhr Morgens wieder intensiver; ihre Zahl dagegen nicht so grofs. — Die Wunde eiterte noch. Mit der Behandlung wurde fortgefahren.

3. Oct. Neue Exacerbationen. Die Nacht war schlecht. Der Kranke vermied jede Bewegung des Gesichts, weil dieselbe immer neue Anfälle hervorrief. Dieselben waren wieder sehr intensiv. Die Wunde eiterte weniger; das obere Augenlid war nicht mehr so stark geschwollen. — Behandlung dieselbe.

4. Oct. Seit gestern Abend 10 Uhr wieder Besserung. Die Nacht war ziemlich gut. Die Anfälle waren viel seltener und weniger stark gekommen. Doch mufste Bewegung des Gesichtes noch immer vermieden werden. — Die Wunde eiterte sehr wenig. Das obere Augenlid war bedeutend abgeschwollen, doch der Kranke noch nicht im Stande, dasselbe zu heben. Das Sehvermögen war nicht gestört. — Therap. eadem.

5. Oct. Der Zustand besserte sich immer mehr. In der vergangenen Nacht nur 3 Anfälle.

6. Oct. Am vorhergehenden Tage hatte der Patient nur noch 8 — 10 Anfälle. Die Nacht war von Anfällen ganz frei gewesen, und heute (bis Abends 5 Uhr) kamen deren nur 4. Die Wunde eiterte nur noch sehr wenig. Der Kranke vermochte das obere Augenlid wieder etwas zu heben.

7. Oct. Eiterung gering. Anfälle in 24 Stunden 7 von gewöhnlicher Heftigkeit.

8. Oct. Die Wunde fest geschlossen. Das obere Augenlid noch immer stark ödematös geschwollen. In 24 Stunden 4 wenig schmerzhafte Anfälle. Am linken Mundwinkel ein geringer, nach dem Nasenflügel derselben Seite ausstrahlender Schmerz.

9. Oct. Die Wunde vollkommen geheilt. Das obere Augenlid fast gar nicht mehr geschwollen. In 24 Stunden nur 2 sehr schwache Anfälle. Der Schmerz am linken Mundwinkel ebenfalls verschwunden.

10. Oct. Seit gestern nur ein schwacher Anfall.

Am 11. Oct. verliefs der Patient geheilt das Spital.

IV. Fall.

Mathias Schorn, *Saamenhändler von den Niestern (Rennerod), 54 J. alt. Neuralgia infraorbitalis.*

Am 11. Januar d. J. erschien der Kranke in der hiesigen chirurgischen Klinik, um sich von einer seit Sommer 1856 bestehenden linksseitigen Prosopalgie heilen zu lassen. In diesem Sommer bemerkte der Kranke, der bis dahin nie krank gewesen war, einst nach dem Abrasiren seines Backenbartes an dem *rechten Mundwinkel* eine gefühllose, etwa guldengrofse etwas erhabene Stelle. Nach 14 Tagen bekam diese Stelle zwar ihr Gefühl wieder; aber es traten zu dieser Zeit die ersten schmerzhaften Anfälle ein, die damals sich auf den Oberkieferknochen beschränkten und besonders die Gegend der hinteren Backzähne einnahmen. Da der Kranke das Uebel von einer Affection der Backzähne herleiten zu müssen glaubte, so liefs er sich einen derselben ausziehen. Die Schmerzen befielen darauf namentlich die Gegend der Zahnlücke. Damals waren die Anfälle viel schwächer und geringer, als zur Zeit, wo der Kranke in die Klinik eintrat. Ja es kamen wochenlange Pausen vor. Der behandelnde Arzt verordnete ein Pulver (Morphium ?), ein Empl. vesicat. perpet. und weifse, stark riechende Salbe (Veratrinsalbe ?), welche Medicamente jedoch alle ohne Nutzen waren. Aufserdem wurde nichts gebraucht. Die Anfälle wurden später, während des Herbstes, ziemlich selten, bis Patient um Weihnachten 1856 von einem damals in seiner Heimath epidemischen Typhus befallen wurde. Nach Ablauf dieser Krankheit, welche ihn 5 Wochen an das Bett bannte, wurden die Anfälle häufiger und zogen sich jetzt mehr gegen den linken Nasenflügel und zum Infraorbitalrande. Auch bei diesem Patienten hielten die Anfälle keine bestimmte Zeit ein, sondern kamen stets unerwartet und plötzlich. In der besseren Jahreszeit hatte der Kranke weniger zu leiden. Erkältungen riefen namentlich die Anfälle hervor; und da er seinem Geschäfte als Saamenhändler beständig nachgehen mufste, so war er auch solchen oft ausgesetzt. — Die Nächte waren von Anfällen immer ziemlich frei.

Um die letzt verflossenen Weihnachten nahmen nun die Schmerzen wesentlich zu. Die Anfälle, sonst nur einige des Tages, steigerten sich auf täglich 20—30 und mehr. Der Kranke wurde genöthigt, von seinem Geschäfte abzustehen. Warme Umschläge, die demselben anempfohlen worden waren, vermehrten entschieden seine Schmerzen. Seit dieser Zeit wollte denn der Kranke auch in der Körperernährung sehr zurückgeblieben sein, was er dem durch die Schmerzparoxysmen verhinderten Kauen zuschrieb.

Als der Kranke am 11. Januar 1858 in die Klinik eintrat, bot er folgenden Status praesens.

Das Aussehen im Ganzen war das eines Gesunden. Der Gesichtsausdruck hatte nichts Auffallendes. Beide Conjunctivae waren im Zustande des Katarrhes, besonders die linke. In der Gegend des For. mentale bemerkte man eine von einem Falle in frühester Jugend herrührende Narbe. An der Farbe, dem Glanze u. s. w. der kranken Gesichtshälfte, sowie an der Beschaffenheit der Barthaare, liefs sich keine Veränderung bemerken. Die Schmerzanfälle wiederholten sich täglich sehr häufig, manchmal 20 bis 30mal und mehr. Hinsichtlich der Stärke waren sie bald von leicht erträglicher, bald aber auch von unerhörter Heftigkeit. Bei schlechtem Wetter und Temperaturwechsel schienen sie häufiger zu sein. Fernere Veranlassungen zu denselben waren Hitze, Zugluft, Sprechen, Schlucken, zufällige Berührungen der kranken Stelle u. s. w.

Was den Schmerz in den Paroxysmen betrifft, so wurde derselbe als heftig stechend und durchschiefsend beschrieben. Er pflegte am inneren unteren Orbitalrande (For. infraorbitale) oder am linken Nasenflügel seinen Anfang zu nehmen, und nach aufwärts gegen das Auge hin bis über den Supraorbitalrand, nach hinten über die Wange bis zum Jochbeine, sowie über die Gegend der Fossa canina und der hintersten Backzähne auszustrahlen. Oft schmerzte das linke Auge noch kurze Zeit nach den Anfällen fort. Funkensehen war nicht vorhanden. Nicht leicht überdauerte ein Anfall 1 — 2 Min. Die linke Gesichtshälfte röthete sich dabei, die linken Augenlider wurden zusammengekneift, die Augen thränten. Nicht nur während der Anfälle, sondern auch aufserhalb derselben, sollte vermehrte Speichelabsonderung, sowie Zuckungen in den Gesichtsmuskeln und ein salziger Geschmack öfters vorkommen. Ein Mittel zur Erleichterung und Abkürzung der Anfälle wollte Patient im Anhalten des Athmens während derselben gefunden haben. Der Schlaf des Patienten war wenig gestört, denn Nachts traten die Anfälle selten auf und beschränkten sich dann meist auf den Nasenflügel.

Die Mund- und Nasenschleimhaut hatten ganz die normale Beschaffenheit. Die Zähne waren gesund, am Oberkiefer befand sich aber hinten eine Zahnlücke. Zunge, Appetit, Verdauung und Oeffnung ganz in Ordnung; die psychischen Functionen nicht gestört. Die Sinnesfunctionen gut; die Sehkraft des Auges hatte nicht abgenommen. Das Schneuzen der Nase verschob der Kranke so lange wie möglich, weil dadurch leicht Anfälle hervorgerufen wurden. Geruch und Gehör waren gut. Der *Geschmack* war bei reichlicher Speichelabsonderung während der Anfälle *salzig*, sonst der Geschmacksinn nicht verändert. Respirations- und Gefäſssystem gesund, Herztöne rein, Puls ruhig.

Die *Diagnose* wurde hiernach auf eine Neuralgia infraorbitalis gestellt, und es wurde der Schmerz in der Gegend des N. supraorbitalis wegen seiner geringen Heftigkeit, und weil nie ein Anfall von dieser Stelle seinen Anfang nahm, nur für Mitempfindung gehalten. Da alle Zeichen eines Leidens eines Centralorganes fehlten, so konnte eine peripherische Ursache angenommen und die *Prognose* somit günstig gestellt werden. — Die *Therapie* bestand in der Neurotomie.

Beschreibung der Operation.

Am *13. Januar* um 11 Uhr Morgens wurde die Operation vorgenommen. Der Versuch, den Kranken zu chloroformiren, war fast erfolglos. Der Mann schien sehr an Spirituosa gewöhnt zu sein. Die Operation wurde ähnlich ausgeführt wie in Fall II (S. 21). Von einem längs des Infraorbitalrandes verlaufenden geraden Schnitt wurde ein Längsschnitt nach unten geführt, so daſs das Ganze die Form eines T bekam. Eine Arterie spritzte und wurde unterbunden (A. infraorb.). Ein Fettbröckchen quoll aus der Orbita hervor. Als der Nerv am For. infraorbitale erkannt war, wurde er durchschnitten, dann das Periost der Orbita am Infraorbitalrande getrennt, und etwa ein Cm. weit von diesem Rande entfernt der Nerv in der Orbita nochmals sammt der Arterie durchschnitten und endlich das so getrennte Stück herausgezogen. Letzterer Act hatte wegen der Anheftung des Nerven am Knochen ziemliche Schwierigkeiten. Nachdem nun die Blutung durch Aufdrücken einiger Schwämmchen gestillt war, wurden mehrere Hefte angelegt und so die Wunde gut vereinigt. Darüber kam ein Monoculus. — Nach der Operation fühlte der Patient die Lippe taub;

der alte Schmerz war weg. Der Patient war sehr heiter und zufrieden, zu Scherzen aufgelegt.

Verlauf der Krankheit nach der Operation.

Den *14. Jan.* Der Kranke hat weder Wundschmerz, noch Nachwirkungen vom Chloroformrausche gehabt; von einem der bisherigen Schmerzanfälle keine Spur. Das Allgemeingefühl in der Lippe fehlt.

15. Jan. In der Nacht der Schlaf gut, gar kein Schmerz. Der Puls etwas härter und frequenter als gestern. Doch hat der Mann weder Frost noch Hitze gehabt; sein Durst nicht vermehrt; Funkensehen nicht vorhanden, der linke Bulbus beweglich. Um das linke Auge etwas Oedem. Der unterste Theil der Wunde liegt bereits fest aneinander. — Das Gemeingefühl an der Lippe ist wieder vorhanden. Der Patient fühlt sich sehr wohl, kann etwas aufsitzen. Die Hefte werden entfernt; an der Kreuzungsstelle der Schnitte etwas Eiter; Heftpflasterstreifen darüber. Bleiwasserüberschläge, Binde. Innerlich $^1/_2$ Unze Salz.

16. Jan. Keine Spur von Schmerz, auch nicht in der Bahn des N. supraorbitalis. Die Vermuthung, dafs dieser Schmerz blos consensuell gewesen sei, also bestätigt. Die Wunde bereits gröfstentheils zugeheilt; das Augenlid etwas angelaufen, keine Periorbitis zu befürchten. Die Wunde eitert. Cataplasmata resolv. — Stuhlgang 2mal.

17. Jan. Dünner Eiter kommt aus der Kreuzungsstelle der fast vollkommen geschlossenen Wunde. Kein Schmerz; der Kranke kann aufstehen. — Compresse und Binde; 2mal täglich den Eiter auszudrücken.

19. Jan. Seither wurde nicht der geringste Schmerz gespürt. Die Anschwellung völlig verschwunden. Eiter noch dünn, aber nicht jauchig.

20. Jan. Eiter besser.

24. Jan. Fortwährend kein Schmerz. Die Wunde unten prächtig zugeheilt. Die Geschwulst in der Umgegend vollständig verschwunden. Aus der kleinen oben bestehenden Oeffnung kann man noch etwas Eiter ausdrücken. *Der Kranke wird vollständig geheilt entlassen* mit dem Anempfehlen, noch Cataplasm. resolv. zu machen und sich den Eiter bisweilen auszudrücken.

V. Fall.

Fräulein S. G. *aus Giefsen, 17 J. alt,* leidet schon 9 Jahre an Prosopalgie. Vor dem Jahre 1849 will sie nie krank gewesen sein. Im Februar desselben Jahres erkrankte sie, wie sie glaubt, an einer Gehirnentzündung und brachte damit 3 Wochen hin. Nach dieser Krankheit war die Patientin ganz gesund bis zum Monat Juni desselben Jahres, wo sie bald nach einem Bade, in welches sie in etwas erhitztem Zustande gegangen zu sein glaubt, auf einmal heftige reifsende Schmerzen auf der rechten Seite des Gesichtes, dem Unterkiefer entlang, verspürte. Die Schmerzen wiederholten sich von da an beständig und nahmen an Stärke und Häufigkeit bald ab, bald zu. Vergebens liefs sich die Patientin auf den Rath eines Arztes sämmtliche unteren Backzähne der rechten Seite ausziehen; wobei sie noch das Unglück hatte, etwa in der Mitte des Unterkiefers eine mehrere Wochen bestehende Zahnfistel davon zu tragen. Die Gesichtsschmerzen dauerten unterdessen unter sehr heftigen Exacerbationen fort. Die Anfälle pflegten am Foramen mentale zu beginnen und von da mit dem fürchterlichsten Reifsen und Bohren schnell längs der Bahn des Mandibularnerven nach Ohr und Schläfe durchzuschiefsen. Manchmal kam der Schmerz bis in die Nähe des Tuber parietale; ja an Nacken, Schulter, Arm und Brust entstanden heftige Mitempfindungen. Der Schmerz trat mit Exacerbationen auf, dauerte jedoch auch während der Remissionen in hohem Grade fort. An einem Tage traten gewöhnlich 5 bis 6, bei Nacht nur 1 oder 2

Anfälle ein; die nächtlichen Anfälle waren auch weniger heftig, als die bei Tag. Während der Anfälle drückte die Patientin zur Erleichterung beide Hände fest auf Wange und Schläfe. Die Anfälle dauerten meistens sehr lang, manchmal sogar bis zu drei Minuten. Sie gingen so allmälig in die Remission über, dafs das Ende der eigentlichen Anfälle nicht genau angegeben werden konnte. In den Intervallen hielt der Schmerz bei Tag wie bei Nacht an. — Die Patientin gebrauchte vergebens die verschiedensten medicamentösen Mittel, insbesondere Linimentum volatile, Chinin, Arsenik, Opium, Morphium. Ebenso unwirksam waren örtliche Blutentziehungen und spontane Blutungen aus dem rechten Nasenloche und dem Zahnfleische.

Im vorigen Sommer entschlofs sich die Kranke zu der vorgeschlagenen Operation, welche von Herrn Prof. Wernher am 11. Juni ganz anf dieselbe Weise ausgeführt wurde, wie die zweite Operation in unserem ersten Krankenfalle, welche oben (S. 15 und 16) beschrieben wurde. Das ausgeschnittene Nervenstück mochte etwa 3—4 Linien lang sein. Lange schien die Operation ganz den erwünschten Erfolg zu haben. Der Verlauf nach derselben war genau so wie bei unseren anderen Kranken. Gemeingefühl und Tastsinn waren verloren. Die Schmerzanfälle blieben am ersten Tage aus, am zweiten stellten sie sich aber wieder ein u. s. w. und verschwanden am vierten oder fünften ganz. Leider hielt jedoch die Heilung nur bis Ende September Stand, um welche Zeit die Kranke wieder die ersten, jedoch nicht so heftigen Sehmerzanfälle verspürte. Allmälig kehrte nun aber die Krankheit ganz mit ihrer früheren Heftigkeit und in der früheren Weise wieder; ja die Anfälle übertrafen die früheren noch an Stärke und Ausbreitung. Die rechte Zungenhälfte, Gaumen und Zäpfchen blieben auch nicht mehr verschont. Die Anfälle waren noch heftiger als früher und dauerten länger an.

Während derselben strahlte der Schmerz bis nach dem Ohre aus; die rechte Gesichtshälfte röthete sich und schwoll an; das Auge thränte. Zeitweilig traten auch Verzerrungen des Gesichtes und namentlich Contractionen des M. orbicularis palpebrarum ein.

Die rechte Gesichtshälfte war schon von Anfang der Krankheit an immer etwas dicker als die gesunde, wenn auch seit der Operation in höherem Grade. Die Gelegenheitsursachen zu den Anfällen waren dieselben wie bei den früheren Kranken.

Im März d. J. begab sich die Kranke in die hiesige chirurgische Klinik, um sich zum zweiten Male operiren zu lassen.

Am 17. März 1858 um $8^1/_2$ Uhr Morgens wurde nun die Operation wiederholt, und zwar in folgender Weise:

Nachdem die Patientin chloroformirt war, wurde längs des Unterkieferrandes ein grofser Längsschnitt dicht neben der alten Narbe und parallel mit derselben von hinten und oben nach vorn und unten geführt und der Masseter an seiner Insertion getrennt und emporpräparirt. Jetzt bluteten 2 gröfsere Arterien, welche unterbunden werden mufsten. Nachdem der obere Theil des aufsteigenden Astes des Unterkiefers blosgelegt war, entdeckte man, dafs die vorige Trepanationslücke des Knochens bereits vollständig wieder ausgefüllt war. Eine nach dem ganzen vorstehenden Krankheitsverlaufe zu vermuthende völlige Regeneration des Nerven wurde ebenfalls wirklich gefunden. Es wurde nun dicht über der Trepanationsnarbe das Periost abgeschabt und hierselbst durch den Trepan ein eben so grofses Knochenstück entfernt, wie bei der früheren Operation. Bei dem Versuche, ein kleines zurückgebliebenes Knochensplitterchen zu entfernen, wurde (wie dies fast unvermeidlich ist) die A. alveolaris verletzt. Sogleich wurde um Arterie und Nerv an dem oberen Rande der Trepanationslücke eine Aneurysmanadel herumgeführt und die so gefafste Partie mit einem Male fest unterbunden. Aeufserst heftige Schmerzensäufserungen der Kranken bewiesen, dafs der Nerv mitgefafst und zerquetscht worden sei. Um dieses Mal einer Regeneration des Nerven sicherer zuvorzukommen, wurde jetzt mit der Knochenzange die Trepanationswunde nach unten vergröfsert, was ohne vielen Schmerz geschehen konnte, da der Nerv weiter hinten getödtet war. Es wurde sodann an dem unteren Ende der Knochenlücke der Nerv sammt der Arterie (was sich nicht wohl vermeiden läfst, und auch ohne erheblichen Schaden ist) mit einem Male durchgeschnitten, sodann auch am oberen Ende der Knochenwunde getrennt und endlich das so getrennte Stück (von gut $^1/_2$ Zoll Länge) entfernt. Ein Schwämmchen wurde in die Lücke gedrückt, und, nachdem die aus dem wiederholt gemachten Chloroformrausche erwachte Kranke sich von einer an Furor gränzenden Chloroformnachwirkung erholt hatte, ein Fettläppchen in die Wunde gelegt und über einem Schwämmchen ein Tuch mäfsig fest angelegt. Während der Operation hatte die Kranke schon zweimal erbrochen. Es wurden sodann kalte Umschläge gemacht und ein Capistrum angelegt.

Am Abende desselben Tages wurde der obere Theil der Wunde mit Heftpflasterstreifen zusammengezogen, während der untere zum Abflufs der Wundsecrete offen blieb. — Der Verband wurde von nun an täglich ein- bis zweimal erneuert. — Der Schlaf war in der ersten Nacht ziemlich gut; das Erbrechen wiederholte sich noch einigemal. Die Wange war wenig angeschwollen. Der neuralgische Schmerz in der Lippe u. s. w. war verschwunden, diese Stellen taub u. s. w. Am dritten Tage vermochte die Kranke schon besser zu essen. Doch hatte sich der alte Schmerz wieder eingestellt.

Von nun an heilte zwar die Wunde rasch zu, allein die Operation war diesmal nicht ganz von dem erwünschten

Erfolg. In den ersten 10 bis 14 Tagen war der neuralgische Schmerz unbedeutend und schien beständig im Verschwinden begriffen zu sein. Doch wurde er später statt dessen heftiger und besteht heute noch fort, wenn auch in einem geringeren Grade als früher. Es scheint jedoch, *dafs die Neuralgie von dem N. mandibularis auf den temporalis übergesprungen ist.* Der Schmerz ist nämlich jetzt am heftigsten in der Parotidengegend und der Gegend der Operationswunde, wenn er auch zuweilen längs des Unterkiefers ausstrahlt. Vielleicht ist dieser Schmerz im Unterkiefer nur die Folge einer Periostitis, wofür auch die jetzt beträchtliche Anschwellung der Wange und der Umstand spricht, dafs die Schmerzen hier mehr continuirlich sind. Weitere Beobachtung der Kranken wird lehren, ob diese Vermuthung richtig ist. Man kann sich wenigstens eine schon wieder stattgehabte Regeneration nicht denken, da dieses Mal ein ganz besonders grofses Stück aus dem Nerven excidirt wurde, und die seit der Operation verlaufene Zeit noch zu kurz ist.

Mit der Mittheilung meiner Krankengeschichten zu Ende gekommen, knüpfe ich nun noch einige Betrachtungen an. Zuerst will ich einige Worte sagen über die Symptome der Gesichtsneuralgie überhaupt und in Rücksicht auf unsere Fälle insbesondere. Es lassen sich hiermit einige physiologische Betrachtungen verknüpfen. Sodann gedenke ich Einiges über die Ursachen und Sectionsresultate der Prosopalgie zu bemerken und endlich zur Behandlung derselben zu kommen, welche letztere in die pharmaceutische und operative zerfallen wird. Dies Alles soll jedoch mit besonderer Berücksichtigung unserer Krankheitsgeschichten geschehen.

Ueber die Symptome und einige die Prosopalgie begleitende Erscheinungen.

Es bedarf kaum der Erinnerung, daſs alle Neuralgien des Gesichtes im Trigeminus ihren Sitz haben. Der N. facialis hat seine sensitiven Fasern nur vom Trigeminus erborgt. Reizung des Trigeminus an seinem Stamme sowohl wie an seinen Endverzweigungen erregt den heftigsten Schmerz, während Reizung des Facialis innerhalb des Schädels blos Zuckungen im Gesichte, aber keinen Schmerz zur Folge hat. Durchschneidung dieses Nerven am Foramen stylomastoideum läſst die Empfindlichkeit des Gesichtes fortbestehen.

Was zunächst die Häufigkeit betrifft, mit der die einzelnen Zweige des Trigeminus von Neuralgie befallen werden, so wird allgemein angegeben, daſs der zweite Ast am häufigsten den Sitz abgibt, und zwar von diesem wieder hauptsächlich der N. infraorbitalis. Der Schmerz äuſsert sich alsdann in dem Nasenflügel, der Oberlippe oder dem unteren Augenlide und ist nach einer Eigenthümlichkeit der Neuralgien überhaupt (Valleix's schmerzhafte Punkte) an einigen beschränkten Stellen ganz besonders heftig. Seltener ist der Ramus ophthalmicus ergriffen, und von diesem wieder meistens der N. frontalis und supraorbitalis. Am seltensten aber gibt glücklicher Weise der R. maxillaris inf. den Sitz ab, und dann ist meistens der alveolaris, seltener der temporalis afficirt. Am meisten Schwierigkeiten für eine Operation würde der N. lingualis darbieten. — Leidet der erste Ast, so ist von den Secretionen ganz besonders die der Thränen, bei Affection des zweiten Astes die der Nasen- und Rachenschleimhaut, bei Affection des dritten die des Speichels vermehrt. Hiermit stimmen auch unsere Beobachtungen ganz überein.

Es lassen sich indessen nicht immer die ergriffenen Nervenzweige genau angeben. Besondere Schwierigkeiten machen in dieser Hinsicht namentlich die Mitempfindungen, welche bei längerer Dauer der Neuralgie (fast) nie ausbleiben. Eine genaue Berücksichtigung der Anamnese wird indessen doch meistens aushelfen. Selten wird der Schmerz durch Mitempfindung so heftig wie der primäre, und namentlich läfst sich der Schmerz durch Mitempfindung selten auf bestimmte Nervenzweige zurückführen, sondern ist mehr vag und unbestimmt. Sehr selten ist es, dafs sämmtliche Zweige eines (Haupt-) Astes des Trigeminus gleichzeitig befallen werden, sondern meistens einzelne Zweige eines Astes. Noch seltener leiden mehrere Hauptäste des Trigeminus gleichzeitig, wohl aber springt der Schmerz gern von einem Aste auf andere über. Neucourt (Arch. gén. de méd. 1849) macht darauf aufmerksam, dafs der Schmerz selten dem Verlaufe eines Astes genau folgt, dafs derselbe vielmehr gewöhnlich an mehreren, oft sehr beschränkten Stellen des Gesichtes wüthet. Auch hiermit stimmen unsere Beobachtungen überein.

Es besteht ein Unterschied zwischen dem spontanen und dem durch Druck verursachten Schmerze. Der spontane tritt gewöhnlich mit Vorboten, insbesondere dem Gefühle von Brennen, Jucken oder Kriebeln auf, der durch Druck plötzlich, ohne solche Vorboten. Beim Drucke entsteht ein Schmerz sowohl am Stamme an der Stelle des Druckes, als ein spontaner an der peripherischen Ausbreitung.

Was die betroffene Gesichtshälfte anbelangt, so ist bald die rechte, bald die linke als häufiger ergriffen angegeben worden. Es scheint aber, dafs das Uebel auf beiden Seiten gleich häufig ist.

Notta stellt 128 Fälle von Gesichtsneuralgie zusammen und verfolgt die Häufigkeit des Vorkommens der einzelnen Symptome. Er führt unter andern mehrere bei Tic douloureux beobachtete Fälle von wirklicher Amaurose sowohl, als auch von bloser Gesichtsschwäche durch Mydriasis an. Mit dem Verschwinden der Neuralgie war auch das Sehvermögen wieder hergestellt. Dasselbe beobachtete Seitel. Die Kranken sahen besser, wenn ihnen ein mit einer Nadel durchstochenes Kartenblatt vorgehalten wurde. Die Pupille wurde dann bald eng, bald weit; sie war beweglich. — Andere den Gesichtsschmerz zuweilen begleitende Erscheinungen sind : Trübung der Cornea und der übrigen durchsichtigen Medien des Auges, Katarrh der Conjunctiva, Cataracta, Strabismus, bald krampfhaftes Verschliefsen, bald auch Lähmung der Augenlider. Die Nasen- und Mundschleimhaut war in manchen Fällen trocken, gewöhnlich aber ihre Absonderung copiös. Ebenso waren die Secretionen des Speichels und der Thränen gewöhnlich sehr angeregt. Zuweilen bestand Schwerhörigkeit, der Geschmack war manchmal salzig (so in unserem IV. Falle), andermal metallisch. Manchmal bestanden auch subjective Geruchsempfindungen. Zuweilen war die Zunge angeschwollen; in einzelnen Fällen war sogar die ganze kranke Gesichtshälfte hypertrophisch, so z. B. in unserem 5. Falle.

Die Stärke und der Charakter der Schmerzen ist sehr verschieden, nicht nur bei verschiedenen Kranken, sondern auch bei denselben. Bald tritt er ein mit Vorboten, einer sog. Aura, wie Kriebeln, Prickeln, Gefühl von Hitze an der betreffenden Stelle, Zuckungen in den Gesichtsmuskeln, Zittern der Arme und Hände, Druck auf der Herzgrube; andermal erscheinen die Anfälle plötzlich und gleich mit ihrer ganzen Heftigkeit. Bei manchen Kranken erscheinen die Anfälle *stets* mit Vorboten (wie bei den meisten von unseren Kranken), bei anderen *nie* unter solchen. Doch sind die Fälle ohne Vorboten häufiger, als die mit solchen (Romberg). — Meistens nimmt der

Schmerz seinen Ausgang von einer Stelle des Antlitzes, selten von einer seiner Höhlen. Die Zuckungen des Schmerzes gehen bald vor-, bald rückwärts in der Nervenbahn; selten bleibt der Schmerz auf einen Punkt fixirt. Meist erscheint er immer mehr oder weniger weit ausgebreitet an denselben Stellen wieder. Gewöhnlich besteht der Paroxysmus aus einer Menge kleiner Ausbrüche. Je länger die Krankheit dauert, desto gröſser wird die Empfindlichkeit gegen Berührung, Sprechen, Kauen u. s. w., und desto mehr Einfluſs haben Luftzug und Witterung. Meistens zucken in den Anfällen die Gesichtsmuskeln, wie auch in unseren Fällen. In seltenen Fällen werden sie in einer unbeweglich festen Stellung gehalten (wohl um nicht durch ihre Bewegungen neue Schmerzzuckungen hervorzurufen). — In vielen Fällen tritt mit den Anfällen heftiger Schwindel und ein Gefühl vom Umwälzen im Kopfe ein. Doch ist dies im Ganzen selten und war bei uns nur im fünften Falle vorhanden. Manchmal besteht ein fixer, tief sitzender, dumpfer Schmerz an der Glabella und Supraorbitalgegend, der von einem Katarrh der Stirnhöhlen- und Nasenschleimhaut bedingt wird.

Von groſser Wichtigkeit, namentlich für die Prognose, ist es, ob die Neuralgie typisch oder atypisch ist. Die typische Neuralgie soll am häufigsten in der Bahn des Supraorbitalis vorkommen. Man rechnet die typische Form gewöhnlich zu den sog. larvirten Wechselfiebern; doch sind die übrigen Symptome einer Intermittens meistens nicht vorhanden, namentlich fehlt die Veränderung des Urins, die Milzvergröſserung u. s. w. Bekannt ist aber, daſs dennoch in solchen Fällen durch Chinin oder Arsenik meistens Heilung erlangt werden kann. Je mehr Regelmäſsigkeit die Anfälle in ihrem Eintreten einhalten, desto gröſser die Hoffnung einer Heilung durch diese Mittel. Mit der Dauer der Krankheit vermindert sich indessen diese Hoffnung mehr und mehr. In keinem einzigen von unseren Fällen war eine solche Regelmäfsigkeit der Anfälle vorhanden : in allen war auch Chinin erfolglos. Die typische Form ist überhaupt viel seltener. Die Anfälle treten bei derselben gewöhnlich mehrmals des Tages ein.

In der Regel sind die Anfälle, welche bei Tag auftreten, heftiger, als die bei Nacht. So war es namentlich auch in unserem 4. und 5. Falle. Es scheint jedoch, dafs in manchen Fällen, namentlich wenn die Neuralgie ganz besonders hartnäckig ist, sehr lange bestanden hat, und die Anfälle auf sehr geringfügige Veranlassungen auftreten, die nächtlichen Anfälle heftiger werden, da dann ein gewisser Grad von Bettwärme schon zum Hervorrufen derselben genügt. (So in unserem 1. Falle.)

Meistens sind bei der Prosopalgie einzelne Theile des Gesichtes während der Anfälle verzerrt. Es kann kein Zweifel bestehen, dafs dies durch Krampf in der Facialisbahn bedingt ist und nicht durch Krampf in der Rad. minor trigemini; denn Krampf in diesem Nerven müfste sich durch Trismus äufsern. Es ist auffallend, dafs diese Wurzel des Quintus fast nie mitleidet. Die Verzerrung kann die verschiedensten Stellen des Gesichts befallen; gewöhnlich betrifft sie aber die Gegend, wo auch der Schmerz seinen Sitz hat, z. B. bei der Neuralgia infraorb. hauptsächlich die Oberlippe, bei der Neur. mandibularis die Unterlippe, bei der frontalis und supraorbitalis die Stirn- und Augenmuskeln und besonders gern den Orbicularis palp. Hiermit stimmen denn auch unsere Beobachtungen überein. Bisweilen, doch selten, treten solche Gesichtszuckungen auch zur Zeit der Intermissionen und Remissionen auf. Sie sind gewifs weitaus in den meisten Fällen als Reflexerscheinungen aufzufassen; bei peripherischer Ursache sind sie es jedenfalls. In sehr seltenen Fällen mögen sie auch bedingt sein durch die gleiche Ursache, welche ebensowohl den Septimus wie den Quintus an seinem Centrum afficirt. Uebrigens sind sie durchaus nicht immer vorhanden und fehlen namentlich in leichten und frischen Fällen.

Die Paroxysmen treten bei der Prosopalgie gewöhnlich sehr plötzlich ein. Ihr Ende geht aber gewöhnlich so allmälig in die Apyrexie über, dafs meistens die Kranken das Ende des Paroxysmus und den Beginn der Intermission nicht genau zu bezeichnen vermögen. So war es namentlich auch in unserem 5. Fall. — Eigenthümlich ist es ferner und physiologisch nicht wohl zu erklären, dafs festes Zusammendrücken des kranken Nerven in der Regel Erleichterung der Anfälle verschafft, während leise Berührung solche hervorruft. Die Compression ist bekanntlich unter Umständen ein sehr wichtiges Palliativum gegen den Tic. Die Kranken finden dies auch sehr bald heraus und drücken während der Anfälle die leidende Gesichtspartie fest zusammen. In manchen Fällen könnte man geneigt sein, einer gleichzeitigen Compression der den Nerven begleitenden Arterie diese Wirkung zuzuschreiben. Allein gewifs nur in den seltensten Fällen werden hierdurch wirklich die Arterien comprimirt. Dafs übrigens Compression der zuführenden Gefäfse mitunter in der That die Anfälle erleichtert, beweist ein von Earle mitgetheilter interessanter Fall, wo ein Schmied durch Compression der Schläfenarterie die Anfälle hintanzuhalten wufste. Fast bei allen Kranken (auch bei den unserigen) war während der Anfälle die leidende Gesichtshälfte und namentlich die Conjunctiva geröthet; manchmal war ein starkes Pulsiren der Arterien auf der kranken Gesichtshälfte fühlbar. Dieser Umstand mufs darauf aufmerksam machen, dafs vermehrte Blutzufuhr zum Erwecken der Anfälle vielleicht wesentlich mitwirkt. Die Idee, dafs Neuralgien durch Congestion entstehen können, ist schon ziemlich alt. Alle Aeste des Quintus liegen in knöchernen Kanälen und können durch die geschwollenen Gefäfse gegen dieselben angedrückt werden. Ist dem aber so, so kann es auch leicht sein, dafs die durch die Operation jedesmal hergestellte Obliteration der den Nerven begleitenden Arterie einen wesentlichen Einflufs auf den Nachlafs der Schmerzen ausübt. Mit der Idee, dafs Congestionen zum Hervorrufen der Anfälle beitragen mögen, steht auch ganz im Einklang die Beobachtung, dafs Kälte des Kopfes die Anfälle erleichtert, während sie die Hitze vermehrt. Von unserem 4. Kranken wurde bestimmt angegeben, dafs warme Umschläge seine Schmerzen vermehrt haben.

Eine sehr wichtige und viel besprochene Erscheinung im Verlaufe der Gesichtsneuralgie ist das *Ueberspringen des Schmerzes von einer Nervenbahn auf andere* bei der Centralneuralgie. Dasselbe kommt ebensowohl spontan vor wie nach der Neurotomie. Unter anderem geht dies aus unserem ersten Krankenfalle evident hervor. Hier bestanden drei Jahre lang vor dem Auftreten der Prosopalgie Neuralgien im Nacken, dem Hinterhaupte, der linken Schulter und dem linken Arme. Aufserdem bestand Anfangs auch Schmerz in der Bahn des N. accessorius. Bedenkt man nun, wie nahe die Centra für die Nackennerven, den N. accessorius und trigeminus zusammenliegen, so begreift man, wie leicht eine Veränderung an dieser Stelle nach und nach auf alle diese Nervenbezirke einwirken konnte. Später bestand zuerst Affection des dritten, dann des zweiten und zuletzt wieder des dritten Astes. Da hier die Neuralgie vorher schon mehrmals ihren Sitz gewechselt hatte, so ist kein Grund zu der Annahme vorhanden, dafs die Operation, welche zufälliger Weise gerade einige Zeit früher unternommen wurde, als die Neuralgie zum letzten Male übersprang, die Ursache dieses Ueberspringens gewesen sei. — Unsere Annahme, dafs in diesem Falle der Sitz des Uebels ein centraler gewesen sei, wird unterstützt durch die gänzliche Erfolglosigkeit localer Heilmittel, insbesondere der Chloroform- und Veratrinsalbe. Auch steht mit dieser Annahme ganz in Uebereinstimmung der Umstand, dafs Anfangs die Neuralgie die *linke* Schulter und den *linken* Arm befiel und später auf die *rechte* Seite des Gesichtes übersprang. Hiernach mufste die Ursache in der rechten Schädelhälfte gesucht werden.

Ursachen der Prosopalgie.

In den wenigsten Fällen von Prosopalgie (auch nicht in den unserigen) lassen sich hereditäre Verhältnisse als Ursache nachweisen. — Dafs das weibliche Geschlecht etwas mehr zu dieser Krankheit disponirt ist, als das männliche, dürfte vorzugsweise menstruellen Störungen zuzuschreiben sein. Schon Fothergill erkannte eine Prädisposition dieses Geschlechts. — Was das besonders disponirte Alter anlangt, so hat man hier zwischen der typischen und atypischen Form zu unterscheiden. Die typische ist mehr dem jugendlichen, die atypische dem höheren Alter eigen. Doch ist im Allgemeinen das Alter von 30—50 Jahren und mehr prädisponirt. Vier von unseren Kranken standen schon in einem höheren Alter. Uebrigens kommt die Krankheit auch schon bei Kindern vor (unser 5. Fall z. B.).

Nicht selten ist der Gesichtsschmerz eine blose Mitempfindung. Die grofse Zahl der Nervenfasern und ihre weite Verbreitung macht es klar, warum der Quintus so häufig durch Mitempfindung afficirt wird. Oft findet sich die Krankheit in der Schwangerschaft. So erzählt z. B. Hunter einen Fall, wo mit dem Abflufs des Fruchtwassers der Schmerz nachliefs und mit Beendigung der Geburt ganz aufhörte. — In den meisten Fällen von Prosopalgie ist die Ursache eine centrale. Unter den peripherischen bildet die Caries der Zähne und die Obliteration der Alveolen eine häufige Ursache. Die Zahnschmerzen können sich dann zu eigentlicher Prosopalgie steigern, wie denn überhaupt diese Krankheiten in einander übergehen. In vielen Fällen wurde mit der Extraction eines, manchmal scheinbar ganz gesunden, Zahnes der Schmerz beseitigt. Cérise (Neuralgie faciale symptomatique d'une tumeur fibreuse de la matrice guérie par l'exstirpation de cette tumeur) heilte bei einer Frau einen rechtsseitigen Gesichtsschmerz, der namentlich zur Zeit der Menses auftrat und von hysterischen Erscheinungen begleitet war, durch die Exstirpation eines faustgroſsen Polypen. Andere Ursachen sind syphilitische Tophi oder Exostosen an einem Nervenkanale, fremde Körper in einem solchen, knotige krebsige Entartungen des Nerven u. s. w. — Die centralen Ursachen des Gesichtsschmerzes betreffen bald das Gehirn selbst, bald die Schädeldecken, bald den Stamm des Trigeminus. So fand man nicht selten den Nerv hinter dem Gangl. Gasseri erweicht oder durch Geschwülste comprimirt, oder das Stirnbein, das Keilbein hypertrophisch, so daſs die Löcher, durch welche der Nerv hindurchtritt, zu eng waren, fungöse Geschwülste der Hirnhäute u. s. w. In vielen Fällen aber lieſs sich durch die Section gar keine Ursache nachweisen.

Behandlung der Prosopalgie.

a. Pharmaceutische.

Bei der Behandlung des Tic kann leider in den seltensten Fällen einer Indicatio causalis genügt werden. Denn meistens läſst sich die Ursache nicht diagnosticiren, und noch seltener läſst sich dieselbe entfernen. Meistens ist sie ja central. — Von den sog. Specifica sind folgende hervorzuheben.

Chinin und *Arsenik.* Sie sind hülfreich in Fällen von Periodicität und geben um so mehr Aussicht auf Heilung, je mehr sich die Anfälle dem typischen Character nähern. Sie geben ferner mehr Aussicht in frischen Fällen und wenn zugleich andere einem Wechselfieber ähnliche Symptome bestehen. Hat sich am 4. bis 5. Tage nach ihrem Gebrauche noch keine Wirkung gezeigt, so läfst sich solche überhaupt von ihnen nicht mehr hoffen. Werden sie zu früh ausgesetzt, so sind Recidive zu erwarten.

Das *Ferrum carbonicum* erfreut sich nächst diesen des gröfsten Rufes. Seine Hauptempfehler sind Hutchinson, Mélier und Trousseau. Es hat sich nicht nur in Fällen, die mit Chlorose oder Anämie einhergingen, sondern auch in vielen andern erprobt. Es half oft bei Männern und bei nicht chlorotischen, regelmäfsig menstruirten Frauen. Hutchinson empfiehlt es in grofsen Dosen ($^1/_2$ bis 1 Drachme 3mal täglich).

Das *Zincum oxydatum* bildet den Hauptbestandtheil der Méglin'schen Pillen (aus Extr. Hyosc., Rad. Valer. pulv., Zinci oxyd. subt. pulv. $\overline{aa}$ Dr. 1, Extr. Tarax. q. s., ut ft. Pil. Nr. 60, D. S. Morgens und Abends eine Pille und täglich um das Doppelte steigend). Bei ihrem Gebrauche wird zwischendurch Lindenblüthenthee getrunken und bei schwächlichen Individuen zeitweilig eine Dose Chinin gereicht. Diese Kur soll häufig noch in sehr alten und heftigen Fällen geholfen haben. In grofsen Dosen machen aber die Pillen leicht Kolik und Erbrechen. Die Kur soll 14 Tage bis 2 Monate fortgesetzt werden. Nach Méglin sind hierdurch von 13 Fällen 9 geheilt und 2 gebessert worden; nur 2 blieben ungebessert.

Gower empfiehlt den Tabak (äufserlich als Infusum zu Waschungen), Paggioli Morphium mur. mit Extr. Bellad., Wertheim Bestreichen der schmerzenden Stelle mit einer aus den Beeren von Daphne mezer. bereiteten Tinktur, Guérard Bestreichen mit Collodium, Bell Crotonöl in Pillen u. s. w.

Auch der *Sublimat* hat seine Empfehler. Rationell wäre sein Gebrauch bei syphilitischer Ursache, wenn z. B. ein Tophus oder eine Exostose den Nervenkanal verengerte. Können dieselben durch den Sublimat auch nicht zurückgebildet werden, so werden sie wenigstens in ihrem Wachsthum aufgehalten.

Von den Narcotica rühmt Canstatt namentlich das Stramonium im Extract; Andere geben der Aq. Amygd. amar., der Belladonna, dem Aconit den Vorzug u. s. w. Fothergill, welcher für die meisten Fälle die Ursache in einer „carcinomatösen Dyskrasie" sucht, rühmt namentlich die Cicuta. Als schmerzstillendes Mittel steht aber im Allgemeinen bekanntlich oben an das Opium. Auffallend ist, daſs dasselbe nach der Angabe der Schriftsteller in vielen Fällen den Schmerz vermehrte. Sollte nicht die excitirende Eigenschaft des Opium, vermöge derer die Blutzufuhr zu dem Kopfe angeregt wird, die Ursache dieser Verschlimmerung sein? Die Annahme, daſs Druck der Arterie auf den von ihr begleiteten Nerven oft die Ursache des Tic sein möge, wird hierdurch unterstützt.

Es liegt nicht im Plane dieser Arbeit, den ganzen Wust der Heilmittel vorzuführen, die gegen unsere Krankheit empfohlen wurden. Ich wollte nur die wichtigsten nennen.

b. Operative.

In den meisten Fällen (so in allen unsrigen) bleiben alle Arzneimittel erfolglos. Für diese Fälle wurde schon von Galen und Albin die Durchschneidung des kranken Nerven vorgeschlagen, jedoch erst von Maréchal, dem Wundarzte Ludwigs XIV, zum ersten Male ausgeführt. Seit Jahren war die Operation ein Gegenstand der Discussion unter den Aerzten. Die meisten sprachen sich gegen dieselbe aus. Auch noch in der neusten Zeit sprachen sich unsere ersten Celebritäten entschieden gegen die Operation aus. So äuſsert sich Romberg noch in der zweiten Auflage seines trefflichen Werkes:

„Die Kritik sowohl dieses Verfahrens (der Durchschneidung der Nerven), als der Excision eines Stückes aus dem Nerven liegt schon in dem neurophysiologischen Gesetze der excentrischen Erscheinung, wonach der gereizte centrale Stumpf einer durchschnittenen Nervenfaser, mag er auch nur ein Mm. betragen, die Schmerzen scheinbar in den äufsersten Hautenden empfinden läfst. Nur bei krankhaften Zuständen der Gesichtsramificationen des Quintus- liefse sich von dem chirurgischen Verfahren ein Erfolg erwarten, wie er z. B. in dem von Jeffreys beobachteten Falle statt fand, allein diese Fälle von Prosopalgie sind leider die seltensten. Auch bezeugt es hinreichend der Verfall dieser operativen Versuche. Dieselben aber gar auf den N. facialis ausdehnen zu wollen, wie es von einigen vorgeschlagen worden, ist der gröbste Verstofs, denn zu dem beklagenswerthen Loose des Kranken, von seinem Schmerze nicht befreit zu werden, würde noch das Mifsgeschick einer mimischen Gesichtslähmung sich gesellen."

Seit Romberg diesen Ausspruch that, sind diese Operationen schon mehrfach wiederholt worden. Es hat sich gezeigt, dafs die Behauptung, dafs der Schmerz bei centraler Ursache stets auf die Peripherie verlegt werde, nur in sehr beschränkter Weise Geltung hat. Von der Durchschneidung des N. facialis ist natürlich jetzt gar nicht mehr die Rede. Die Behauptung dagegen, dafs die Gesichtsramificationen des Quintus am seltensten die Krankheitsursache abgeben, ist richtig.

Hasse äufsert sich in Virchow's Handbuch der speciellen Pathologie und Therapie (IV. Band) hierüber so:

„Von der Durchschneidung der grofsen Nervenäste hatte man in der neueren Zeit aus theoretischen und empirischen Gründen abgesehen; es zeigen aber die jüngsten Erfahrungen von Patruban, Schuh und Sédillot, dafs selbst in verzweifelten Fällen auf diesem Wege noch merkwürdige Erfolge zu erzielen sind. Wo es sich um mehr oberflächliche und kleinere Zweige handelt, und wo eine zerrende Narbe oder Verwachsung entdeckt würde, wäre daher die Durchschneidung oder die Ausschneidung eines Nervenstückes noch zu versuchen." Hasse scheint hiernach die Operation auch nur auf die Neuralgie aus peripherischer Ursache angewendet haben zu wollen, da er sagt : „wo eine zerrende Narbe oder Verwachsung entdeckt würde."

Herbert Mayo sagt in seinem von Amelung übersetzten Grundrifs der speciellen Pathologie und Therapie : „Wenn sich die Affection auf einen Nerven beschränkt, so gewährt die Durchschneidung desselben gemeiniglich temporäre Besserung. Der Nerv vereinigt sich inzwischen wieder und der Schmerz kehrt zurück. Bemerkenswerth ist, dafs die Vereinigung des Nerven, oder wenigstens die Rückkehr des Schmerzes nach jeder neuen Durchschneidung um so schneller stattfindet, so dafs durch jede Wiederholung der Operation eine um so kürzere Zwischenzeit der Ruhe eintritt." Eine Rückkehr des Schmerzes in Folge von Regeneration des Nerven beobachteten wir nur in unserem fünften Falle. Es kommt aber nur darauf an, dafs man ein hinreichend grofses Stück excidirt, was bei weitem an den meisten Stellen recht gut geschehen kann.

Dieffenbach nennt in seiner operativen Chirurgie die Neurotomie einen Desperationsact der Chirurgie und behauptet, dafs „beim Menschen das obere Ende des durchschnittenen Nerven der unveränderte Sitz der Neuralgie bleibe." Dieser anerkannte Meister erwartet gleichfalls nur dann von dieser Operation einen Nutzen, wenn sie oberhalb der erkrankten Stelle vorgenommen werden könne. Der Haupteinwand aber, den er mit Hirsch gegen die Operation macht, ist die Flüchtigkeit der Neuralgien und ihre Neigung, auf andere Nerven überzuspringen. Er leitet, wie Bell, (fast) alle Neuralgien von centraler Ursache ab. Er behauptet, die Durchschneidung der Nervenstämme sei ebenso wie das Ausschneiden ganzer Stücke aus denselben durchgängig erfolglos gewesen.

Die Neigung der Neuralgien überhaupt, auf andere Nerven überzuspringen, ist zu bekannt und kann nicht geleugnet werden. Das Ueberspringen kommt aber ebensowohl vor, wenn keine Operation vorgenommen wurde, wie nach der Trennung des afficirten Nerven. Wir finden allerdings in vielen Fällen angegeben, dafs der Schmerz nach der Operation auf einen anderen Nervenstamm übergesprungen sei (so auch in unserem zuerst mitgetheilten Falle); aber welcher physiologische Grund spricht dafür, dafs der Operation die Schuld davon zuzumessen sei, und dafs das Ueberspringen nicht auch ohne dieselbe vorgekommen sein würde? Man kann sich diese Neigung der Neuralgien recht gut erklären, wenn man bedenkt, dafs im Gehirne die Centra für die Erregung der verschiedenen Nervenbahnen sehr nahe bei einander liegen. Die im Gehirne sitzende materielle oder immaterielle Veränderung braucht sich nur um ein sehr Unbedeutendes weiter auszubreiten, oder ein klein wenig weiter zu wandern, so können doch unter Umständen schon weit von einander entfernte Hautstellen die Stellen sein, wo die Erregung sich als Schmerz zu erkennen gibt. Eine solche Wanderung oder Ausbreitung der Ursache des Schmerzes kann aber ebensogut ohne vorhergegangene Sectio nervi, als nach derselben eintreten. Wie sollte der auf den Nerven gemachte Eingriff rückwärts auf das Gehirn eine so eigenthümliche Wirkung äufsern? — *Der Einwand, dafs nach der Operation ein Ueberspringen des Schmerzes stattfinden könne, ist nicht stichhaltig.* Sollte nach der Operation zufälliger Weise die Neuralgie in einem anderen Nerven wieder erscheinen, so hat die Operation doch geholfen, indem sie wenigstens in dem *einen* Nerven den Schmerz beseitigte; und es ist dann gerechtfertigt, den anderen Nerven auch zu excidiren. Ich will ja nicht behaupten, dafs die Operation ohne Weiteres gleich von vorn herein gemacht werden soll. *Haben sich aber die medicamentösen Mittel erfolglos gezeigt, so ist in jedem Falle, falls die Localität des kranken Nerven überhaupt den Zugang zu ihm zuläfst, die Neurotomie angezeigt.* Der aufserordentlich traurige Zustand, in dem sich unsere Kranken meistens befinden, würde sogar eine noch viel bedeutendere Operation rechtfertigen, als die in Rede stehende ist, wenn sie nur irgend eine Aussicht auf Erfolg bietet. Es ist ja bekannt, dafs Wahnsinn und Selbstmord oft der traurige Ausgang der Krankheit sind. Bekanntermafsen zeichnen sich aber Gesichtswunden aus durch eine auffallende Ungefährlichkeit, rasches Heilen und verhältnifsmäfsig sehr unbedeutende Reaction. Da man zudem bei Weitem in den meisten Fällen auch chloroformiren kann, so ist es gewifs kein grofses Unglück, wenn, *falls* ein Ueberspringen stattfindet, die Operation wiederholt werden mufs. Schuh und Patruban durchschnitten allmälig eine grofse Anzahl von Nerven, und die Kranken wufsten ihnen nicht genug zu danken, als ihnen endlich geholfen war.

Der zweite und scheinbar gewichtigste Einwand, den man bei der Centralneuralgie gegen die Neurotomie gemacht hat, ist der, dafs nach dem Gesetze der excentrischen Erscheinung der Schmerz doch stets auf die Peripherie verlegt werde. Aus diesem Grunde sind auch die Physiologen entschieden gegen diese Operation. Allerdings bestand in manchen Fällen die Gewohnheit der Kranken, den Schmerz auf die Peripherie zu übertragen, noch Jahre lang, ja seit Lebens fort. Es sind dies aber immer seltene Ausnahmsfälle, und es hilft die Neurotomie allerdings nicht immer. Es wird indessen schwer halten, irgend ein Heilmittel zu finden, das in irgend einer Krankheit angewendet *niemals* im Stiche liefse. Aus der nachfolgenden kleinen Statistik, welche ich versichere so treu zu geben, wie mir die Fälle nur bekannt geworden sind, wird hervorgehen, dafs bei weitem in den meisten Fällen, wo die Neurotomie angewendet und wo ein zur Verhütung der Regeneration hinreichend grofses Stück aus dem Nerven entfernt wurde, Heilung erfolgte, wenn auch in einzelnen Fällen, was ein nichtiger Einwand ist, wegen Ueberspringens des Schmerzes die Operation wiederholt werden mufste. Dafs hier peripherische Ursachen obgewaltet haben, können die Gegner der Neurotomie nicht einwenden, da sie ja selber sagen, dafs die centralen Ursachen bei weitem die häufigsten seien. Wo nach der Operation der Schmerz in dem peripherischen Ende alsbald und früher, als eine Wiederherstellung der Nervenbahn möglich ist, wieder erschien, mufs der Sitz central gewesen sein; die centrale Erregung wurde nach dem Gesetz der peripherischen Empfindung nach der Peripherie verlegt. — Wenn so — und Niemand hat das Recht an der Richtigkeit der Beobachtungen, die ich meistens von Gewährsmännern entnommen habe, zu zweifeln — durch die Statistik die Richtigkeit des von mir vertheidigten Satzes bewiesen sein wird, so werde ich es versuchen, auch eine Erklärung dafür zu geben, wie das Gesetz der peripherischen Erscheinung hier scheinbar eine Ausnahme erleiden kann.

Der Treue halber sei vorher noch erwähnt, dafs Dieffenbach mehrere nicht genau hierher gehörige Fälle von Amputationen und Excisionen von Nerven bei Neuralgien der Gliedmafsen mittheilt, wo der Schmerz stets auf den Amputationsstumpf verlegt wurde, selbst wenn die Amputation am Stumpfe wiederholt wurde.

Die mir bekannten Fälle von bei Prosopalgie vorgenommener Neurotomie sind folgende.

Valleix (Traité des neuralgies) erzählt 3 Fälle von Incision des N. infraorbitalis. Er erwähnt dabei, dafs er nicht sicher sei, ob der Nerv jedesmal vollständig getrennt worden sei. Zwei Kranke wurden geheilt, einer nicht. — Zwei Fälle von Heilung durch Resection erzählt Bérard; zweimal erlangte Godin durch diese Operation Heilung. — Trousseau erzählt in den Archives générales de médecine von 1853 einige Fälle von Resection des Trigeminus und namentlich des Infraorbitalis, welche von Roux, Bonnet und Anderen ausgeführt wurden. Allein jedesmal traten, wenn auch erst nach Monaten, Recidive ein. Diese Operationen waren viel früher ausgeführt worden, als sie Trousseau mitheilte, und es fragt sich, ob jedesmal ein hinreichend grofses Stück excidirt wurde. Roux selbst theilt 6 Fälle von Durchschneidung mit nachträglicher Anwendung des Ferrum candens mit und erlangte 4mal vollkommene Heilung, einmal entschiedene Besserung und nur einmal keinen Erfolg. Die Schlüsse, welche Roux zieht, stimmen ganz mit unseren Ansichten überein, nämlich: Die Section zwischen den Endästen und der kranken Wurzel des Trigeminus könne die Neuralgie aufheben, selbst wenn hinter der secirten Stelle noch neuralgische Zweige bestehen bleiben. Er beobachtete auch einmal dasselbe wie wir nach der ersten Operation bei unserem ersten Kranken, dafs nämlich nach der Durchschneidung des einen Astes der Schmerz auch in einem anderen, vorher gleichfalls kranken Aste schwieg. Doch kehrte, wie bei uns, nach einiger Zeit der Schmerz in diesem Aste wieder. Auch beobachtete Roux, wie wir, dafs die Unempfindlichkeit, welche als Folge der Durchschneidung eintritt, nach einigen Monaten wieder verschwindet, ohne dafs die Neuralgie wieder kommt. — Nirgends ist bei Roux von einer peripherischen Ursache die Rede.

Sédillot operirte zwei Kranke mit Neur. mandibularis, einen mit und einen ohne Erfolg. Dauphin eine beiderseitige Neur. infraorb. und eine einseitige Neur. mandibularis, erstere mit, letztere ohne Erfolg. — Schuh und Patruban operirten jeder mit dem besten Erfolge sehr lange bestandene Neur. infraorb. bei Frauen. Sie suchten beide nach Malgaigne's Methode, auf ähnliche Weise wie wir, den Nerv in der Augenhöhle und konnten so ein hinreichend grofses Stück reseciren. — Todd und Fergusson erlangten nach zweimaliger Section und endlich vorgenommener Resection des N. alveol. inf. Besserung. Von 4 mir ferner bekannt gewordenen Fällen operirter Infraorbitalneuralgien wurde zweimal vollständiger, zweimal unvollständiger Erfolg und in einem weiteren Falle von Mandibularneuralgie vollständiger Erfolg erlangt. — Kürzlich theilte endlich Dr. Nufsbaum in München noch eine Heilung durch nach und nach an allen drei Aesten des Trigeminus ausgeführte Resectionen mit.

Da in vielen der vorstehenden Fälle, in welchen die Operation ohne oder von vorübergehendem Erfolg war, die Darstellung der Art ist, dafs man mit Recht zweifeln darf, ob ein zur Verhütung der Regeneration hinreichend grofses Stück excidirt wurde, so ergibt sich, wenn wir namentlich noch unsere eigenen Beobachtungen hinzunehmen, ein der Operation entschieden günstiges Resultat. — Offenbar peripherische Neuralgien, wie der von Allan mitgetheilte Fall, wo eine durch ein erbsengrofses, am For. infraorb. sitzendes Kalkconcrement bedingte Neuralgie durch die Excision desselben geheilt wurde, können für unsere Zwecke nichts beweisen und wurden absichtlich übergangen.

Haben wir im Vorstehenden unzweifelhafte Beispiele von Heilung centraler Prosopalgien durch Neurosectionen, so wollen wir nun versuchen, eine Erklärung davon zu geben, wie gegen die seitherige Annahme der tüchtigsten Physiologen und Neuropathologen diese Heilung wohl zu Stande kommt. — Im Gehirne besteht ein Reizzustand, der nach dem bekannten Gesetze, wenn er auf die Wurzel des Quintus einwirkt, auf die Peripherie des Nerven verlegt wird. Unterbrechen wir aber den Verbindungsdraht, so mufs auch diese Leitung aufhören. So verliert denn der Kranke gleich nach der Section des Nerven in dem Bezirke desselben den Schmerz. Der Wundschmerz mag manchmal nach einer Art antagonistischer Wirkung die Ursache davon sein; doch gewifs nicht immer, da bisweilen gleich nach der Operation der Wundschmerz nicht einmal so grofs ist, wie der frühere neuralgische Schmerz in den Remissionen. Uebrigens kommen hierin mancherlei Verschiedenheiten vor; in unserem 3. Fall z. B. trat in der ersten Stunde nach der Operation auch nicht der geringste Nachlafs ein. — Bell behauptet, dafs Sectionen und Resectionen nur in so fern Erfolg haben können, als der operative Eingriff durch seinen Rückstofs eine Umstimmung in den Nervencentra bewirke. Etwas der Art mag Anfangs nach der Operation vorhanden sein; denn unmittelbar nach derselben fehlt der neuralgische Schmerz. In den folgenden Tagen aber verschwindet diese Umstimmung allmälig wieder, und der Schmerz stellt sich wieder ein, Anfangs schwach, und wird mit zunehmendem Verschwinden der Umstimmung täglich heftiger. Nach einer alten Gewohnheit verlegt der Kranke den Schmerz noch an die alte Stelle; das Gehirn kann sich noch nicht daran gewöhnen, dafs der Leitungsdraht unterbrochen ist. Dafs aber der Schmerz nicht auch unmittelbar nach der Operation auf die Peripherie verlegt wird, verhindert die Bell'sche Umstimmung der Nervencentra, die wir allerdings annehmen müssen. Später verhält es sich aber wie nach Amputationen. Wie hier der Kranke seine Zehen oder Finger noch zu spüren glaubt, so fühlt er dort den alten Schmerz noch an der alten Stelle. Die Erinnerung an den alten Zustand ist noch so lebhaft, dafs das Vorstellungsvermögen sich denselben als immer noch vorhanden denkt. Das jenseits der resecirten Stelle gelegene Stück des Trigeminus ist für den Kranken ebenso wenig mehr vorhanden wie für den Amputirten die Zehen. Aber nach einer alten

Gewohnheit werden Reize am centralen Stumpfe des Nerven noch auf die Peripherie übertragen. Ja am 4. bis 6. Tage nach der Operation sind die neuralgischen Schmerzen meist heftiger, als jemals vor der Operation; ganz natürlich, weil der durchschnittene Nervenstumpf lebhafter gereizt ist, als der unverletzte. Allmälig kommt aber der Kranke zu der Ueberzeugung, dafs die betreffende Partie für ihn eigentlich nicht mehr existirt, der Schmerz verliert sich allmälig, wie der Amputirte nach und nach das Gefühl seiner Zehen verliert. Um den 10., höchstens 14. Tag ist die alte Gewohnheit, den Schmerz zu übertragen, ganz geschwunden und der Kranke schmerzfrei. Der eine Kranke macht sich von der Idee, dafs die getrennte Gesichtsregion für ihn nicht mehr bestehe, früher los, als der andere.

Manche Kranke aber können sich von dieser alten Vorstellung gar nicht losmachen, und bei diesen bleibt die Operation erfolglos. Wenn am 14. Tage nach der Operation noch keine Besserung eingetreten ist, so kann man gewöhnlich die Hoffnung auf solche aufgeben. — Bisweilen bleibt aber auch der Schmerz gleich von vornherein ganz aus (z. B. in unserem 4. Fall). Es fühlt ja auch nicht jeder Amputirte Anfangs seine Zehen noch.

Ein Umstand, der gewifs auch wesentlichen Einflufs auf die Besserung hat, ist der, dafs die Gelegenheitsursachen, welche früher die Anfälle hervorzurufen pflegten, nach der Nerventrennung nicht mehr einwirken können. Berührung der schmerzhaften Stelle vermag ihren Einflufs nicht mehr auf das Gehirn zu übertragen und so einen Anfall hervorzurufen, da ja die Leitung unterbrochen ist. So finden wir denn auch in mehreren Krankengeschichten bestimmt angegeben, dafs der Schmerz nach der Operation nicht mehr auf Berührung und dgl. eingetreten sei, sondern stets spontan. Ueberhaupt tritt, diesem ganz entsprechend, in dem durchschnittenen Nerven der Schmerz, sobald er dem Verschwinden nahe ist, nicht mehr anfallsweise auf, sondern ist continuirlich.

Manchmal verlor sich, unter andern nach der ersten Operation in unserem ersten Falle, der Schmerz auch in Bahnen, die gar nicht durchschnitten wurden. Es erklärt sich dies gewifs oft dadurch, dafs dieser Schmerz eine blose Mitempfindung war. Zuweilen war er aber so heftig, dafs er sich nicht als Mitempfindung auffassen liefs, und es läfst sich die Erscheinung dann nur durch die Annahme einer Bell'schen Umstimmung erklären. Dann begreift man auch, warum der Schmerz in diesem Nerven, wie auch in unserem Falle, in wenigen Tagen wiederkehrt.

Was in practischer Hinsicht dem Operateur in der Regel am meisten Schwierigkeiten macht, ist *die Aufgabe, die Wiederverwachsung der Nervenenden zu verhüten.* Beau (Nouvelle méthode de resection des nerfs de la face, 1853) nimmt mit Lisfranc, der sich auf Swan und Michaëli stützt, an, dafs die Regeneration des Nerven nur dann ausbleibe, wenn das ausgeschnittene Stück 15—18 Linien messe. Dr. Vergez glaubt sogar noch dann an die Möglichkeit einer Regeneration, wenn 8—10 Cm. ausgeschnitten wären. Dafs das ausgeschnittene Stück aber nicht immer so grofs zu sein braucht, beweist schon ein Theil unserer eigenen Erfahrungen. Im Allgemeinen aber soll man so viel, wie ohne zu grofse Verletzung nur irgend möglich ist, excidiren, und nie weniger, als 1/2 Zoll (nach Malgaigne 4–6 Linien).

Für den N. infraorb. schlug deshalb Malgaigne die Operation so vor, dafs man den Nerven erst in seinem Kanale in der Augenhöhle und dann am For. infraorbitale durchschneidet und endlich das so getrennte Stück herauszieht. Der Canalis infraorb. ist nämlich nur in seiner vorderen Hälfte ein wirklicher Kanal; weiter hinten liegt er zum Theil oben ganz frei, zum Theil nur von einem dünnen Perioste überdeckt, das man mit dem Bistouri leicht trennen kann. Patruban und Schuh operirten mit Erfolg auf diese Weise, und ebenso später Herr Professor Wernher in einigen von unseren Fällen. Beau will nun als „Nouvelle méthode“ dieses Verfahren auch auf die übrigen Aeste des Quintus angewendet haben. Letzteres hat auch für den N. supraorbitalis und frontalis gar keine Schwierigkeit. Der N. subcutaneus malae indessen möchte einer Durchschneidung im Innern der Augenhöhle wegen der Nähe der Thränendrüse viel Schwierigkeiten bereiten. Sehr schwer ist ferner die Operation am Alveolaris inf. Die Erweiterung der mit dem Trepan gemachten Oeffnung nach unten und oben durch die Knochenzange, wie sie bei der zweiten Operation in unserem fünften Falle ausgeführt wurde, möchte der doppelten Trepanation des Unterkiefers vorzuziehen sein.

Was endlich die Methoden bei den verschiedenen Nerven anlangt, so verdient für den N. supraorbit. die von Herrn Professor Wernher ausgeführte und S. 27 beschriebene den Vorzug, da sie bei grofser Leichtigkeit der Ausführung doch ein grofses Stück aus dem Nerven zu entfernen erlaubt. Aehnlich ist die Operation am Frontalis auszuführen. Für den N. infraorb. verdient die von Malgaigne beschriebene Methode den Vorzug. — Am Maxill. inf. ist die Operation am schonendsten, wenn sie so ausgeführt wird wie von Herrn Professor Wernher (S. 15 und 16). Die Gründe wurden oben angegeben. Der N. temporalis kann wegen seiner oberflächlichen Lage ebenso wenig Schwierigkeiten machen wie der frontalis oder supraorbit.

Um der Wiederverwachsung der Nervenenden sicherer zu begegnen, wurde von Roux die nachträgliche Cauterisation der Wunde mit dem Ferrum candens vorgeschlagen. Bei unserem ersten Kranken, wo dieses Verfahren geübt wurde, hatte dasselbe eine sehr heftige Gesichtsrose zur Folge.

Hiermit hätte ich denn diese Arbeit vollendet. Sollte sie etwas dazu beitragen, dafs zur Heilung des Gesichtsschmerzes durch die Neurosection auch anderwärts mehr Versuche gemacht würden, als bis jetzt geschehen, so wäre ich für die darauf verwendete Mühe reichlich belohnt. Ist auch die Zahl der bekannt gewordenen Beobachtungen bis jetzt noch klein, so wage ich es doch, hiernach jetzt schon den Satz auszusprechen, den ich durch diese Abhandlung dargethan zu haben glaube, dafs *bei Prosopalgien, welche den pharmaceutischen Heilmitteln nicht gewichen sind, der Versuch einer Heilung durch die Neurotomie auch dann vor der Wissenschaft gerechtfertigt sei, wenn der Sitz des Leidens central ist*, vorausgesetzt, dafs die Operation an dem kranken Nerven sich überhaupt ausführen läfst.

Bei Fragen zur Produktsicherheit wenden Sie sich bitte an:
If you have any questions regarding product safety,
please contact:

Walter de Gruyter GmbH
Genthiner Straße 13
10785 Berlin
productsafety@degruyterbrill.com